上海长江医院组编

◎ 生殖热点问题面对面系列丛书

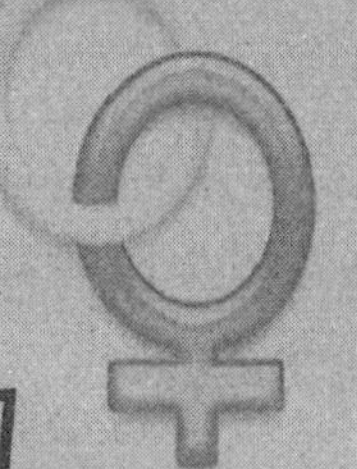

所有夫妻都想要的礼物

宝贝计划

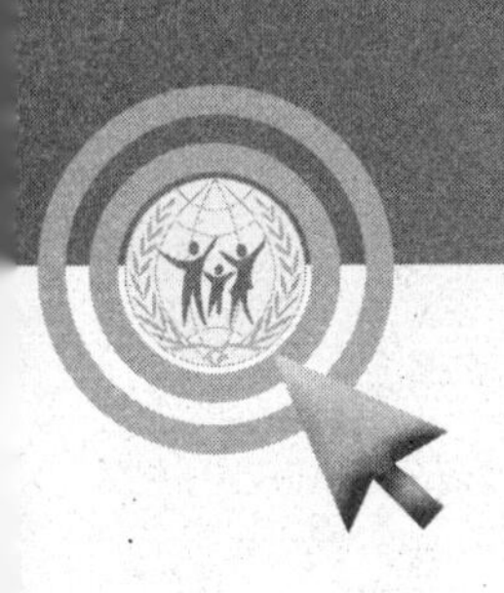

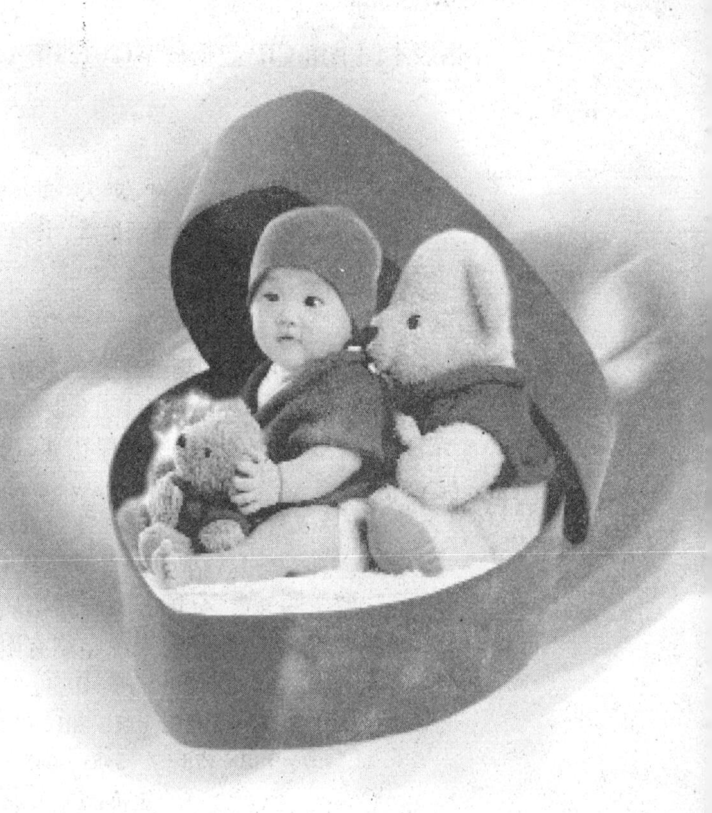

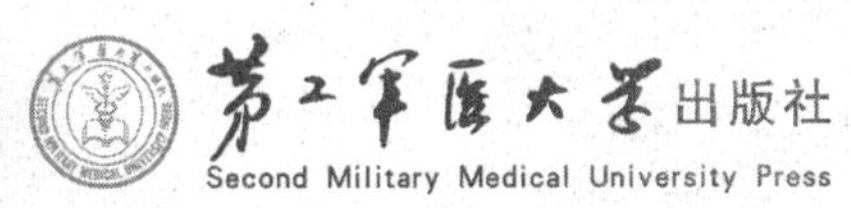

第二军医大学出版社
Second Military Medical University Press

内 容 简 介

本书针对目前社会中所存在的生育困惑问题，进行了系统而全面的解读，内容取材于国内外的最新理论和技术，并以问答形式呈现给读者所需要的科学、实用和趣味的知识。

本书适合渴望成功孕育健康宝宝的人士及相关的医护人员等阅读。

图书在版编目(CIP)数据

所有夫妻都想要的礼物：宝贝计划/上海长江医院组编. —上海：第二军医大学出版社，2012.7

ISBN 978-7-5481-0453-7

Ⅰ.①所… Ⅱ.①上… Ⅲ.①不孕症－防治 Ⅳ.①R711.6

中国版本图书馆CIP数据核字(2012)第142701号

出 版 人 陆小新
责任编辑 许 悦

所有夫妻都想要的礼物：宝贝计划
上海长江医院 **组编**
第二军医大学出版社出版发行
http://www.smmup.cn
上海市翔殷路800号 邮政编码：200433
发行科电话/传真：021-65493093
全国各地新华书店经销
江苏江阴天源印刷有限公司印刷
开本：787×1092 1/16 印张：8.75 字数：131千字
2012年7月第1版 2012年7月第1次印刷
ISBN 978-7-5481-0453-7/R·1245
定价：19.50元

丛书编委会名单

为你酿出十月怀胎的甜蜜
（代序）

我的朋友阿娟今年33岁，年轻时因为对生育不太在意，认为“丁克”生活很自由，一直忙于打拼事业而没有顾及生育小孩。随着年龄增大，母性本能逐渐被唤起，生个小宝宝的愿望越来越强烈。然而此时阿娟悲哀地发现，自己的身体对丈夫精子的接纳力是那么“差”……

到底是什么原因导致阿娟不孕呢？首先，我们要了解人体能够正常受孕的先决条件：一是要有健康的精子和卵子；二是精子和卵子相遇；三是有合适的外界环境。精卵结合形成受精卵，即完成受孕。以上任何一个环节出了错，对女性来讲，都会导致不孕。

据报道，在我国，几乎十对育龄夫妻中就有一对备受不孕不育的困扰。然而在20世纪80年代，这一比率只有5%左右。人们不禁疑惑：生活水平提高了，为何不孕不育的患者数量非但没有减少，反而还增多了呢？

这可能与社会越来越开放，有婚前性行为的人越来越多的社会现象有关。男女双方对性知识的了解较少，导致一些不良性行为的发生，从而引发女性生殖器官的炎症或意外怀孕而不得不接受人工流产手术……这些在一定程度上破坏了女性生殖系统的健康和平衡，是导致女性不孕的最主要原因。

其实，怀孕是发生在男女之间的十分复杂的生理过程。首先需要正常的卵子和精子；其次是畅通无阻的生殖道，包括宫颈、子宫和输卵管。卵子和精子通过生殖道在输卵管中见面，即授精。正常的受精卵就好比种子，由输卵管运输到子宫腔，并种植在子宫内膜这一松软的“土壤”中生长发育。

然而，即使“土壤”很好，也未必能确保顺利地孕育小宝宝。因为，阻碍女性成功受孕的原因是多方面的。

据专家介绍，在所有女性不孕症中，女方因素占40%；男方因素占30%；

男女双方因素占22%;原因不明的占8%。

最常见的女性不孕因素是排卵障碍,占女性不孕患者的35%左右;其次是输卵管功能异常,占30%左右;再次是子宫和(或)宫颈因素,约占10%;其他因素,包括免疫性因素、原因不明性的不孕,各占10%左右。

不孕不育,说是病,只是相对于繁衍后代而言,很多情况下并不影响患者本人的身体健康和夫妻生活。但长达数千年的中华传统文化,使得人们把“不孝有三,无后为大”看成了非常严重的事情,因此不孕不育症比其他疾病更折磨他们。在丧失了生育能力的同时,不孕不育症人群又被迫丧失了心理健康。一旦你不能生育,那么,等待你的就是异样的目光,众人的言论,使你难以抬头,神经紧张。

世界卫生组织(WHO)指出,当一对夫妻在一年内无避孕且有正常的、规律的性生活却没有获得妊娠,便可以被诊断患有不孕不育症。据该组织预计,不孕不育症将是21世纪全球除癌症和心血管疾病外第三大严重的疾病。

本书在编写过程中,取材立足于国内,并引入国际上最新的理论知识和最新的技术成果;问答力求科学、重点突出、深入浅出、通俗易懂、实用趣味。本书解答的问题均是上海长江医院专家们在平时诊疗工作中经常会被问及的一些问题。如今汇编成册,由第二军医大学出版社出版发行,以帮助不孕不育症患者及其家属对不孕不育症防治知识有更多的了解。

当然,每一位不孕不育症患者可能因个体情况而有不同表现,所以,在具体诊治过程中,还应配合医生,按照医嘱,完成每一阶段的治疗方案,以一种良好的精神状态对待孕育,争取早日完成“宝贝计划”。

这里应说明的是,本书在编写过程中,还得到了上海多家三级医院专家的支持和关怀。他们在繁忙的医疗、教学和科研工作之余参与审阅本书,在此表示衷心的感谢。

本书编写人员虽认真努力,但限于水平,书中仍难免有不足和错误之处,衷心期望得到广大读者的批评与指正。

尹学兵
上海市科普作家
2012年6月

目录 CONTENTS

01 没有足够的性生活

- 哪些小细节会坏了你的大事 /2
- 性生活不能过少也不能过频 /3
- 性生活的“度”在哪儿 /3
- 为什么会出现性生活不足 /4
- 如何提高夫妻间的“性”趣 /5
- 如何通过性生活提高生育力水平 /9
- 温馨提示：不要单纯追求性生活的次数 /11

13 过性生活的时间

- 排卵日与受孕的关系 /14
- 根据测试纸来安排性生活时间 /15
- 人体生理节律低潮时不宜受孕 /15
- 有炎症别急着受孕 /17
- 性生活不是想过就能过的 /17
- 性生活须避开服药期 /17
- 温馨提示：如何测定排卵日 /18

21 你或你的伴侣吸烟或喝酒

- 尼古丁对人体有什么伤害 /22
- 吸烟所付出的代价不仅仅是健康 /23

■ 吸烟对胎儿的危害 /23
■ 被动吸烟,孕妇、胎儿在“劫”难逃 /24
■ 对吸烟危害的防治 /25
■ 孕妇喝酒,是福还是祸 /26
■ 什么是“星期天婴儿” /26
■ 胎儿酒精综合征是怎么回事 /27
■ 喝酒真的会误“事” /27
■ 乙醇,胎儿健康的又一杀手 /28
■ 温馨提示 1:吸烟孕妇所生的子女易染烟瘾 /28
■ 温馨提示 2:如何预防婴儿弱智 /29

31 饮食对孕育的影响

■ 饮食可助孕育一臂之力 /32
■ “吃”的不合理,身体伤害加倍 /32
■ 大补不如巧补 /33
■ 能够帮助女性受孕的物质 /36
■ 男性生育前需要补充的营养 /36
■ 可为男性助性的食物 /38
■ 温馨提示:女性经期吃过凉食品易致不孕 /40

41 超重或偏瘦对生育的影响

■ 我们的体重是否达标了 /42
■ 过于肥胖会成为不孕的温床 /43
■ 针灸减肥,减出的是健康 /44
■ 推荐减肥汤五则 /45
■ 减肥的五大要素 /47
■ 警惕因过度减肥而“减掉”了孩子 /48
■ 偏瘦的代价,你承受得起吗 /49

■ 别让胎儿成为你体重不足的牺牲品 /50
■ 体重不足怎么办 /50
■ 温馨提示：为何要建议不孕不育夫妻同时应诊 /51

53 你或你的伴侣摄入大量的咖啡因

■ 咖啡因影响受孕的原因 /54
■ 别让咖啡因伤害到您的孩子 /55
■ 咖啡可能增加流产风险 /55
■ 你摄入了多少咖啡因 /56
■ 哪些人不宜喝咖啡 /57
■ 喝咖啡也是一门学问 /58
■ 温馨提示1：按摩足后跟有助于“好孕” /58
■ 温馨提示2：准妈妈，您可不能喝绿茶 /59

61 运动对生育的影响

■ 运动有什么好处 /62
■ 控制运动量才能趋利避害 /63
■ 运动何时“搭”上了流产 /64
■ 适合夫妻孕育前练习的运动 /65
■ 女性不孕症患者的运动疗法 /67
■ 男性不育症患者的运动疗法 /69
■ 温馨提示：女性头痛易出现性障碍 /72

73 怀孕也需平常心

■ 怀孕也要看“心情” /74
■ 哪些心理阻碍了孩子的到来 /75
■ 是谁给了不孕不育症患者压力 /76

■ 不育症患者到底有几多愁 /77
■ 如何为不孕女性扫除心理障碍 /79
■ 男性不育症的心理疗法 /79
■ 面对怀孕,你准备就绪了吗 /81
■ 温馨提示:韩国单身女性流行冷冻卵子 /82

83 多囊卵巢综合征与不孕

■ 多囊卵巢综合征如何自诊 /84
■ 多囊卵巢综合征的家族遗传性 /85
■ 减肥——多囊卵巢综合征的有效治疗方法 /86
■ 中西医治疗多囊卵巢综合征 /88
■ 温馨提示:不孕女性新疗程实验证明可行性 /90

91 育龄女性如何告别输卵管不畅

■ 是谁阻挡了卵子的去路 /92
■ 输卵管不通的检查方法 /94
■ 输卵管不仅要通还要畅 /95
■ 如何为卵子铺平前进的道路 /96
■ 最好采用体外受精这种辅助生育方法 /100
■ 温馨提示:卵巢缺氧也会导致不孕 /101

103 习惯性流产知多少

■ 习惯性流产为何会成“习惯” /104
■ 丈夫“献血”,妻子“保胎” /105
■ 黄体酮不是“万灵丹” /106
■ “流产”不只是女人的错 /107
■ 血型不合是否是胎儿的“隐形杀手” /108

■ 染色体异常的夫妻也有生育的可能　/108
■ 面对习惯性流产不能坐视不管　/109
■ 如何成功度过流产关　/110
■ 温馨提示：把异位妊娠造成的不幸降到最低点　/111

113 辅助生殖技术

■ 人工授精(AI)　/114
■ 体外受精-胚胎移植(IVF－ET)　/117
■ 辅助生殖技术实施过程中患者需要了解的常识问题　/119
■ 温馨提示：找出不孕不育症原因必须到医院检查　/122

没有足够的性生活

性生活过少，使精液储存时间过长，导致部分精子已老化或失去了活力，减少了受孕的机会。如果希望尽快怀孕，排卵期之前5～7天，养精蓄锐；排卵期前后的1周内，增加性生活的频率，在体力允许的条件下，隔日一次。这样，便有可能既保持了精子质量又可以提高受孕的概率。

李建(化名)夫妻结婚已经5年,过性生活时从没有采取过任何避孕措施,但妻子的肚子就是没有一点反应。刚结婚时,两个人都不急着要孩子,现在两人都已经快30岁了,眼看着和自己同时结婚的朋友们先后都抱上了可爱的宝宝,两个人禁不住也暗自着急,便双双到医院进行检查。虽然他们没有刻意在排卵期过性生活,但两个人的性生活次数并不少,每周4次左右,且每次性生活也很顺利,同居5年应该不会不怀孕。检查结果发现,两人身体都很健康,没有任何影响生育的疾病。不过,专家询问发现,每次过性生活,李建总是很快完事,根本没有调动起妻子的积极性。妻子坦称,大多数时候自己是没有任何感觉的,有时刚有点感觉,老公就结束了。

医生没有给他们开药,只是教李建如何调动妻子的积极性,并在排卵期前一周禁欲,在排卵期后再过性生活,以保证精子质量。令人惊喜的是,一个月后,妻子就顺利怀孕了。

专家认为,这是由于性事不和谐而导致不孕的典型例子。

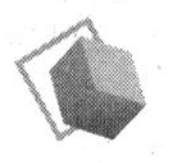

哪些小细节会坏了你的大事

临床上不乏这样的不孕不育症患者,当被问及一些有关性生活细节的时候,他们总是遮遮掩掩,不愿作正面回答。其实,这很不利于专家对病情的诊断,因为性生活中的很多因素都有可能导致女性不孕。

夫妻双方经常会因为性知识缺乏而导致婚后经久不孕。那么,哪些性生活因素对女性生育不利呢?为此,专家介绍,性生活过频、性生活过少、性生活中双方没有达到性高潮等会影响受孕机会;不论男方还是女方的外生殖器发育异常或有生理上的缺陷,均可使性生活受到影响而致不孕;女性的先天性发育异常,如处女膜闭锁、阴道横隔、阴道闭锁或狭窄会影响性生活;由于以往严重创伤形成的外阴、阴道瘢痕及狭窄导致性生活困难而致不孕;有时外阴炎症或尿道口发炎可引起性生活时疼痛而使女性畏惧性生活;也有因生理性缺陷,外阴、阴道分泌液少,使女性局部干燥造成性生活困难,而使不孕的发生率增高。

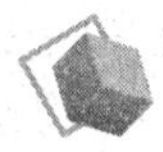

性生活不能过少也不能过频

为了怀孕,有的夫妻算好妻子的排卵期,就在那几天过一两次目的性很强的性生活;有的夫妻为了提高受孕概率,几乎每天都过性生活。其实,这两种态度都是不可取的,性生活次数的多少会影响精子的质量,过少或过频都不利于受孕。如果只是为了怀孕而过性生活,那效果肯定是事倍功半的。

专家解释道,性生活过少,导致精子储藏时间过久,大多都已老化,所以活动力不强;性生活过频,男方的睾丸不能造出足够的精液和高质量的精子,因而精液稀释,精子数目少、活力低,当然也不利于受孕。

性生活没有规律,会影响精子和卵子的活力,对优质受精卵的形成不利,还会影响受精卵的着床和生长,导致日后流产和影响胎儿发育的概率升高。因此,在准备受孕的前几天,夫妻双方都一定要充分注意休息,把身体和心情都调理到最佳状态。同时,最好适当停止性生活 5~7 天,以保证精子的活力。

性生活的"度"在哪儿

临床研究证明,女性生育力根据她性生活次数的多寡而有所变化。

阿西娜女性健康研究院的 W·卡特勒医生及其同事进行过一项研究,比较了年轻女性的性生活频率与其基础体温(BBT)。利用基础体温图表指示她们在每个月经期内是否发生过排卵。结果显示,性生活有规则的女性,也就是每周至少一次性生活的女性,其适于生育的基础体温图表发生率最高;而性生活不规则的女性,其有明显排卵过程的月经的比例显著较低;而独身女性显示生育力旺盛的基础体温图表发生率最低。该项研究还发现,要改善月经的规则程度,通过自我刺激方式达到高潮,并不能代替实际性生活。因此,怀孕之前的几个月里的性生活次数可以多一些。这样能够有助于改善生育力,尽快怀孕。

由此可见,性生活频率对是否能成功受孕影响非常大。所以准备受孕的夫妻一定要保证正常的性生活频率。现代性医学认为,判断性生活频率正常的标准主要有以下 3 条。

1. 性生活的适宜度

性欲是自然而然激起的，而且强烈到愿意过性生活的程度。任何勉强的性生活或应付式的性生活都是不适宜的。

2. 性生活的舒适感

性生活的全过程是自然而然地进行和完成的，没有不舒适的感觉。只要没有出现身体上和心理上的不舒适就属于正常。

3. 性生活后次日的感觉

将性生活后次日的感觉作为判断标准。如果双方不觉得疲劳，而感到精神饱满、工作有劲、不影响睡眠、身心畅快、精力充沛，就属于正常。如果次日身体疲软、精神不振、倦怠嗜睡、气短头昏、腰酸腿疼、食欲下降，影响了生活和工作，那就是过度，必须自我调节。

如原有各种慢性病，性生活一旦过度，就易于复发，所以应节制性生活。因此，不要盲目地与别人比较。不要认为比别人多一些，就是过度，就一定不好，而是要根据自己的感受来判断。

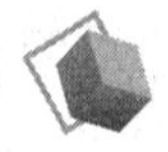

为什么会出现性生活不足

临床上出现的因性生活不足导致女性不孕的案例屡见不鲜。诚然，性生活不足不仅影响夫妻生活质量，还有可能对繁衍后代、维持婚姻家庭的幸福产生巨大的危害。可是现实生活中，因为各种主、客观方面的因素，使得很多夫妻的性生活存在严重不足。

1. 两地分居

夫妻两地分居，聚少离多。20 世纪六七十年代，夫妻分居多半是因为国家政策性因素，多少有点无可奈何的感觉；而在现代社会，夫妻分居可能更多是出于个人因素。为了更好的职位、机会、文化追求、经济条件等，不少现代白领夫妻选择了在不同城市发展。几周甚至几个月才见一次面，这样势必导致夫妻性生活不足。

2. 缺乏交流

随着社会竞争的日趋激烈，很多人都将大量的时间放在了工作上而忽视了夫妻之间的交流与沟通。因为工作压力大，很多人下班回家倒头就睡，根本就没有精力去考虑夫妻之间的事。有时就算有，也是敷衍了事，很快便结束了。

3. 性欲低下

夫妻一方出现性欲低下。性欲低下是夫妻性生活不足的重要原因。导致性欲低下的因素很多，有病理的，也有生理和心理的。

(1) 夫妻感情　人类与其他动物不同，性欲的产生并不是单纯的生物本能，多由爱情所引发。因此，夫妻间感情出现障碍，特别是已达到破裂的程度，对对方产生厌烦心理，性欲自然会受到影响。所以，性生活和谐，源于夫妻间感情和谐。

(2) 情绪因素　性生活应该在愉悦和欢欣的心理状态下进行。如果长期存在心理障碍，或受诸多不良心理因素影响，便可导致性欲减退。如对过去的手淫史有犯罪感，或对生活悲观失望，以及因事业屡屡受挫、人际关系紧张、家庭不幸等造成心情抑郁、悲愤难平等，均可导致性欲减退。其次，长期从事繁重劳动，特别是脑力劳动，也会造成性欲减退。

(3) 健康状况　健康状况对性欲的影响既重要又复杂。因为只有身心都健康的人才能长期保持较高的性欲水平。但是，确实有一些患有较重疾病的患者，也和健康人一样保持着较强的性欲。所以，对这个问题，应该区别不同情况，具体分析。

(4) 药物因素　长期服用某些药物也可造成性欲低下。

(5) 酗酒、吸烟　长期嗜酒成癖导致慢性乙醇(酒精)中毒而影响性欲；长期大量吸烟导致慢性尼古丁中毒以及吸毒均可造成性欲减退。

(6) 诱因、性生活史　性欲的发生也需要有外界的刺激。生活单调或很少与他人交往，从不看有关爱情的书刊、电影和电视，也不谈论有关性爱的话题，即缺乏性爱方面的诱发因素，性欲便会受到抑制，处于较低水平；长期无性生活或很少获得快感和满足者可使性欲降低；同时，过频的性生活也会导致性欲降低。

如何提高夫妻间的“性”趣

对于因性生活不足而导致不孕不育的患者来说，适当提高性爱次数是相当有必要的。而如何提高夫妻间的“性”趣，却是因人而异的。

1. 培养夫妻感情

对于因长期分居两地而引起的性生活不足，那就不难解决了。夫妻应该多抽点时间过两人生活，培养夫妻感情。为了生孩子，尽可能结束两地分居的生活，过正常的夫妻生活，这样也有助于受孕。

2. 学会自我解压

夫妻双方应该学会自我解压，从工作中匀一点时间和精力出来给自己、给家庭，不要让自己太劳累。毕竟工作不是生活的全部，传宗接代也很重要。

3. 性欲低下的诊治

对于性欲低下所造成的性生活不足，就要去医院做专业性的治疗了。引起性欲低下的因素很多，要根据具体病因选择对应的治疗方法，对症下药才能事半功倍。如因药物或酗酒影响性欲者，应停药或戒酒；对患有全身慢性疾病或生殖器器质性病变者，应予以积极的对症治疗，以祛除病因。对于性欲低下的治疗，专家介绍了以下几种方法。

（1）中医药方

【肾阳虚损证】

主证：性欲淡漠，头晕耳鸣，腰酸肢冷，神疲乏力，夜尿增多，面部因气血虚而发白。舌质淡红，苔薄白，脉沉弱。

方药：右归丸加减。熟地黄15克，枸杞子15克，鹿角胶10克（烊化），菟丝子15克，杜仲10克，肉桂3克（后下），制附子10克，当归12克，蛇床子10克，石楠叶12克。

加减：若腰膝酸软、神疲乏力，加紫河车6克（研吞），川续断20克，肉苁蓉15克，以加强填精补肾壮阳之功效。

【肾阴亏虚证】

主证：性欲缺乏，阴道干涩，头晕目眩，腰膝酸软，手足心热，口干咽燥。舌质红，少苔，脉沉细或带数。

方药：左归饮加减。熟地黄15克，生地黄15克，山药15克，山茱萸12克，茯苓12克，枸杞子15克，女贞子15克，墨旱莲10克，鹿角胶6克（烊化），龟甲胶10克（烊化）。

加减：若口干咽燥、五心烦热者，加地骨皮10克，知母10克，麦冬15克以滋阴清热；若心烦失眠者，加炒酸枣仁 15 克，莲子心 3 克以滋阴清热，宁心安神；若骨蒸潮热者，加青蒿 10 克，地骨皮 10 克，鳖甲 10 克（先煎）以清虚热。

【肝气郁滞证】

主证：精神抑郁或烦躁易怒，胸闷不舒，不思情欲伴有乳房或两肋胀痛。舌质淡，少苔，脉弦细。

方药：逍遥散加减。柴胡 12 克，白芍 15 克，当归 10 克，川芎 10 克，茯苓 12 克，白术 10 克，玫瑰花 5 克，甘草 6 克，香附 10 克，薄荷 3 克(后下)。

加减：若口干口苦者，加牡丹皮 10 克，栀子 10 克以清郁热；若乳房胀痛、经行腹痛者，加郁金 10 克，延胡索 6 克以行气镇痛；若舌黯有瘀点、经行腹痛者，加制乳香 10 克，制没药 10 克，失笑散 20 克（包煎）以理气活血、化瘀镇痛。

【心脾两虚证】

主证：多思善虑，久无欲念，精神委靡，心悸寐差，气短懒言，面色少华，食欲缺乏。舌质淡，苔薄白，脉沉细。

方药：归脾汤加减。人参 10 克，白术 10 克，茯神 15 克，当归 12 克，黄芪 15 克，酸枣仁 15 克，木香 6 克（后下），熟地黄 10 克，远志 10 克，杜仲 12 克，夜交藤 15 克，龙眼肉 12 克。

加减：若怕冷畏寒者，加淫羊藿 10 克、巴戟天 10 克以温肾壮阳；若带下量少、干涩者，加山茱萸 10 克，制何首乌 12 克以滋补肝肾；若腰膝酸软者，加桑寄生 30 克，川续断 12 克以补肾强腰。

常用中成药如下：

安坤赞育丸：益气补血、补肾壮阳。用于脾肾阳虚者。每次 1 丸，每日 2 次。

大补阴丸：滋阴降火。用于肾阴不足，虚火上炎型。每次 1 丸，每日 2～3 次。

丹栀逍遥丸：疏肝健脾，和血调经。用于肝郁化火型。水丸，每次约 150 粒，每日 2 次。

人参归脾丸：补益气血，健脾安神。用于心脾两虚型。每次 1 丸，每日 2 次。

（2）心理治疗　一些女性尤其是曾经受到过性侵害的女性，应该接受性心理治疗。但由于国内的心理咨询、治疗机构太少，很多人也未养成找心理医生寻求帮助的习惯。所以，更多的时候是需要她们自己进行心理调节的。女性可以通过这些方式来治疗心理性的性欲低下：①观看动情图像资料。原则为：选择一些女性本人接受和感兴趣的图像，让她通过性幻想投入角色，把这看作是一种性经历，重新激发起她受压抑的性本能。②自慰。不少女性对将自慰视为性治疗的方法觉得很疑惑，但这实际上是很理想的治疗方法。女性通过自己完全放松、没有任何负担的性幻想，从而产生满足、兴奋的感觉是治疗性欲低下的理想“药物”。通过这种做法不易感染性病。③和谐的性生活。在女方做出努力的同时，她的性伴侣要积极配合。另外，男方应该努力学习最基本的性知识，提高自己的性能力和性生活技巧。通过双方的真诚沟通，找出最适合双方的满意的性生活方式。当女性能够经常在正常性生活中体验到性高潮的巨大的愉快、满足后，性欲低下就不治而愈了。④寻求专业心理医生的指导。心理医生通过对其进行思想上的疏导，从而使患者平复既往的紧张情绪，淡忘曾经受过的心理创伤。

（3）按摩疗法

1）性敏感部位按摩。性敏感部位是指能够激起性欲与性兴奋的体表带或穴位，包括性欲敏感带和敏感点。女子的性欲敏感带包括耳郭、颈部、大腿内侧、腋下、乳房、乳头等部位，其敏感点有“会阴”、“会阳”、“京门”等穴。按摩性敏感带时，男方宜缓慢地轻柔，使之有一种舒坦的感觉；按摩敏感点时，可用指头掌面按压，以柔济刚，达到激发起女方性欲的效果。总之，以女方体验到一种快乐、舒适感为原则。每天按摩1次即可。

2）腰部按摩。取直立位，两足分开与肩同宽，双手拇指紧按同侧肾俞穴，小幅度快速旋转腰部，并向左右弯腰，同时双手掌从上向下往返摩擦2～3分钟，以深部自感微热为度，每天2～3次。

3）神阙按摩。仰卧位，两腿分开与肩同宽，双手掌按在神阙穴上，左右各旋转200次，以深部自感微热为度，每天2～3次。

4）导引体操。两腿伸直坐好，自然放开，两手放在身后着地支撑身体，向外开足尖，同时于吸气时反弯上体，即躯干、头部后仰；接着足尖扭入内侧，同时于呼气中躯干、头部向前弯曲，但双手不能离地。这样前屈、后仰3～4次。

如何通过性生活提高生育力水平

如果上网查询，会发现各种各样关于如何通过性生活的技巧提高怀孕机会的方法，包括改变体位、选择时机、控制频率、优化性快感、让房间灯开着等。其实，这些说法还缺少相关科学依据的支持。针对各式各样的建议，在这里作一些简单的介绍，让读者有个大概的了解。

1. 性生活体位

一般来说，性生活体位的选择对受孕成功率的影响非常有限。但是，用某种体位无法完全插入，或者精液有可能从阴道里漏出来，比如女性取上位、站立或弯腰姿势，就有可能影响受孕机会。在大多数情况下，射精之后，精液应该留在阴道内。出于这个理由，传统的“传教士”方式就能使精液保持在宫颈口附近，因为如果女性仰躺，阴道的角度会很自然地向后下倾斜。

许多不孕不育症专科医院提供的一条好建议是，女性在性生活后应该保持仰躺体位，并在臀部下面塞上一枕头，这会增大阴道向后下倾斜的角度，使精液顺利流到子宫颈处。在这种体位上保持15～30分钟。如果是在夜间，可以试着以这个姿势睡觉，让精液保持在体内。但是，在这件事情上，科学数据很少，更多只能依靠常识。

如果你和配偶喜欢某一个体位，而且这个体位有助于保持性欲与快乐，那就不要刻意改变这个体位。男性背疼是极常见的情况，许多夫妻喜欢让男性从女性背后进行性生活，这样可以解脱男性后背的压力。侧卧性生活使阴道与床保持平行位置，这样重力不会使精液自行流出来。对于某些比较肥胖的夫妻，某些体位可能比另外一些体位更能使阴茎有效插入。总而言之，无论选择什么样的体位，也无论选择某一个体位的理由何在，笔者都建议女性应该在性生活后仰躺并抬高臀部，保持这个姿势一段时间。

2. 润滑剂

许多夫妻会选择使用润滑剂使性生活更快乐。常见的个人生活用的润滑剂品牌有K-Y胶等。可是这些自称并不杀精的阴道润滑剂，多少都有杀死精子的可能性。抛开这个不利之处，最符合生理学的办法还是加长前戏时间，让女方和男方都能分泌自然的润滑剂。如果这样还不能满足需求，可以考虑用植物油作为安全的替代品。

3. 性欲、刺激与满足

彼此满足的性生活应该是所有夫妻都想实现的目标。但是令人满足的性生活对于生育很重要吗？假如准备怀孕时需要频繁的性生活，夫妻是否必须把性生活活动的每一个小段都变成精彩篇章？许多资料都推荐说，夫妻性生活时应该使性满足最大化，这样可以改善生育力，这包括加长前戏时间以及使双方达到性高潮。已经有多项研究专门探讨这些问题，但与流行说法却有所不同。研究表明，生育力的最大化，并不要求必须要实现最大性快乐，也无须任何一方达到满足感。

一名男性在较长性刺激和前戏之后提供了一份精子样本，专家对该样本进行了多项分析研究。结果证明，射精之前是否受到过极强性刺激并不影响精子质量与数量，尽管射精之前受到较长时间性刺激的男性较以前更容易到达高潮，有更强烈的高潮和总体的满足感。

女性性高潮对生育力的作用目前还不清楚。不过有资料表明，性高潮除了给女性带来明显的性满足感以外，还能促进精子进入子宫和输卵管。如果这样，那女性可以考虑使用诸如色情片和色情杂志等“婚姻辅助物”，有时候可解决性冲动和性刺激不断下降的问题。另外，较长时间的前戏也可能改善这种状况。每对夫妻都有独特的性欲特征与化学构成，时间长了以后，双方往往会掌握什么方式更能给予彼此以刺激。如果平常的性生活没有大问题，那就不要采纳任何资料上的建议，以免使性生活变成缺乏乐趣的事情。

4. 口交

专家证实，口交中的有些方面可能对生育力构成潜在威胁。阴茎放进阴道后，上面会沾有唾液所含的酶，这些酶会在射精时降低精子质量。精子细胞是女性身体之外的细胞，因此会受到她体内免疫系统的攻击。发生口交并可能吞进男伴精液的女性，会使体内免疫系统产生对这种精子的敏化，从而构成生育力下降的风险，因为女性身体可能从此开始制造抗精子的抗体。在正常的阴道性生活过程中，精子作为外来细胞就会受到这些抗精子的抗体的攻击，精子就无法存活足够长的时间，也就不能使卵子受精。

由此可见，为了能够使怀孕的道路更通畅，想生孩子的夫妻在性生活中最好不要考虑口交。

5. 阴道冲洗

女性一定不要随意进行阴道冲洗。现在有很多人道听途说，认为特种清洗方法能增强生育力，甚至还拿出了能影响婴儿性别选择的详细清洗方案。对于这一类的建议，一定要抵制。有的人用发酵粉和水或醋兑成阴道冲洗秘方，据说可以解决阴道pH值问题，或希望借此改变婴儿性别。对此，妇科专家强调，阴道冲洗并不能改善生育力，稍有不慎可能弄巧成拙，导致阴道感染，最终影响生育力。

6. 体外射精

大多数男性都有正常的精子计数，频繁的性生活并不会对生育力产生太大影响。因为男性并不知道他们的精子计数是多少，而且实验证明，每隔48小时一次的性生活与每天一次性生活受孕的概率是差不多的。因此，建议一些夫妻在最容易怀上孩子的几天内将性生活间隔在36～48小时范围内，直到可靠的排卵期预测法指明的排卵发生时间。

研究显示，大多数男性都有手淫行为。因此，男方实际射精的次数超过与自己配偶的性生活的频率。对于某些男性来说，每隔两天射精一次也许不够频繁。但是，性生活之间额外的射精可导致男性精液质量下降，可能使他们的精子计数下降至正常值的下限。

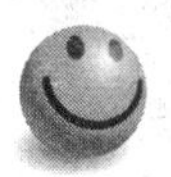

温馨提示：不要单纯追求性生活的次数

在日常生活中，有些早泄患者为了“弥补”自己的不足，经常强行刺激性器官，重复进行性生活，这就大大加重了生殖系统的负担。长期下去，身体是要“反抗”的。这些患者往往会很快便开始出现不应期过度延长（超过24小时），这已经是阳痿的早期表现了。如果患者没有得到正确的指导、治疗，是很难避免阳痿的。所以，在性生活中，最为关键的是让积聚的性冲动能量得到完全的“释放”，这才是良性的、高质量的性生活。而单纯追求性生活的次数是难以为女性带来真正的性高潮的。

过性生活的时间

当你准备孕育一个孩子时，要知道自己的排卵周期，并且调理好身体。因为你的身体状况、排卵情况和卵子质量对于怀孕非常关键，是准备受精的重要考虑因素。

临床发现有的年轻夫妻在结婚后一直不孕不育，虽说没有采取什么避孕措施，两人感情也好，甚至检查也没发现两人身体有什么疾病，但就是一直不孕不育。

有这样一对夫妻，他们很坦率地说，恋爱期间两人曾发生过性关系，并且女方曾怀孕过一次。如今结婚已超过一年了，妻子的月经依然按时来潮，就是不怀孕。为此小两口很是着急，到医院检查过多次，并出示了各种各样的检查报告单：女方输卵管通畅，有排卵；男方精液常规等均正常，甚至双方的抗精与抗体也都是阴性。当问其性生活情况时，男方回答说，他们的性生活一直很好，平时每周性生活3次左右，但是为了尽可能地提高受孕率，即使不在排卵期内也过性生活了。但为什么总是不怀孕呢？原来是由于不在排卵期内而过于频繁地过性生活，导致大量的精子射出。等到了排卵期，适合受孕的时候，射出的都是些还没有发育成熟的精子，也就不具备受精能力，女性也就无法受孕了。要想早怀孕，还是应该保持有规律的性生活，选择正确的时间过性生活。

受孕是一个复杂的生理过程，是男女双方的事情。女性的卵巢排出正常的卵子，男性的精液中含有正常活动的精子，卵子和精子在输卵管内相遇并结合成为受精卵，受精卵被输送到子宫腔中，子宫内膜发育必须适合孕卵着床，这整个过程便是受孕过程。所以，要想成功受孕，必须把握好受孕时间。在错误的时间发生性行为不仅会徒劳无功，还有可能给夫妻双方带来某些危害。

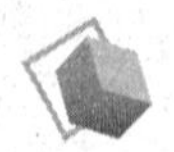

排卵日与受孕的关系

受孕与性生活时间的选择有密切关系。通常在性生活后，男性射出的精子在女性阴道内存活的时间不超过6小时。精子进入宫颈获能后，虽然5天内在宫颈黏液中仍可能发现活动的精子，但精子的受精能力远比活动力消失得早。一般认为，精子在女性生殖道内受精能力大约只能维持48小时。

而卵子在排卵后 8 小时内受精力最强，24 小时内如果未遇到有活动力的精子，卵细胞即开始退化，受精力变小。由此可见，在排卵前 2 天至排卵后 24 小时内进行性生活，受孕机会最大。

女性受孕不一定要有性高潮，但性高潮可以增加受孕机会。因为性高潮中子宫内为正压，性高潮后急剧下降到负压，子宫内产生吸引作用，有利于精子的进入。另外，在性兴奋中，阴道的内 2/3 段膨大，变成性生活后的精液池，外 1/3 段收缩，减少精液外流，而且兴奋时子宫上提，消退期子宫下降，这也有利于精子从精液池流入子宫。再者，性兴奋中，阴道分泌碱性黏液，使平常呈酸性的阴道环境的 pH 值上升，有利于精子的生存和活动。

根据测试纸来安排性生活时间

很多女性会选择测试纸来推算自己的排卵期。其实使用测试纸不仅可推算排卵期，还可以通过测试纸来安排自己的性生活时间，从而提高自己怀上孩子的可能性。

开始使用排卵期测试纸的时候，应该每隔 36～48 小时就性生活一次，直到发现阳性结果为止。使用测试纸时有可能会发生这样的情况：测试尿液时，LH（排卵期测试纸所要测量的激素——黄体生成素）高峰刚刚发生，导致测试结果呈阳性。或者 LH 高峰正要到来，这时测试纸会显示阴性结果。这样，阳性结果可能意味着 LH 上升刚刚发生，卵子的释放可能要等到最多 40 小时才发生，或者 LH 上升已经发生，卵子可能马上就要释放。所以，排卵期测试的结果一旦呈阳性，就应该在当天性生活，并在接下来的 24 小时内再次性生活。研究表明，只要测试结果呈阳性的当天或第二天性生活，怀孕的可能性就会大大增加。假如希望进行第三次性生活（就是接下来的那天，也就是发现阳性结果的两天后），也有可能会提高受孕机会，但是其重要性就大打折扣了。在这些日子里，建议每天只过一次性生活，使两次性生活间隔在 24 小时左右。

人体生理节律低潮时不宜受孕

有关科学研究结果表明，每个人从出生起到生命终止，身体内一直存在着体力、情绪及智力这3个方面的周期性变化，这种周期性的变化便是人体的生理节律。大部分女性都不会十分重视人体生理节律和受孕的关系，或者认为两者没有直接的关联。殊不知在人体生理节律低潮时受孕，往往会影响到受精卵的质量。

人体处于生理节律低潮期或低潮与高潮期临界时，身体易疲倦、情绪时好时坏、做事效率低、注意力难以集中或健忘、判断力下降。同时，身体抵抗力明显下降，容易感染病菌，且感染疾病的概率增大。受孕时，如果夫妻一方处于高潮，另一方处于低潮，易生出健康和智力情况一般的孩子；如果夫妻双方都处于低潮期或低潮与高潮期临界时，选择这个时候受孕，就容易生出体弱、智力有问题的宝宝。

一般来说，随着生理期的波动，女性每个月会有一次生理节律低潮，通常是在来月经的前一周。但每个人的状况各有不同，有的女性在来月经的前一周特别亢奋，性要求也特别明显，而这时恰好是受孕的良好状态。而对于男性而言，生理节律的低潮也会以一个月或一个半月左右的时间轮回一次。要想了解自己的生理节律低潮，平时就要细心观察，要看自己在一个月的哪几天最容易发脾气。夫妻双方等过了生理节律低潮这个阶段再受孕就可以了。在节律低潮期间，适当缓解压力，平衡心理状态，对日后的受孕也会有所帮助。

怎样才能找出夫妻双方生理节律高潮时间呢？一般来讲，体力生理节律周期为23天，情绪生理节律周期为28天，智力生理节律周期为33天。每一种生理节律都有高潮期、临界日及低潮期。临界日是指每个周期最中间的那一天，也就是低潮与高潮的临界时间。体力、情绪及智力3个生理周期的临界日分别为第11.5天、14天及16.5天，临界日的前半期为高潮期，后半期为低潮期。如果夫妻能在3个节律的高潮期里受孕，孕育出的孩子往往身体健康，智力发育较好。

另外，可通过万年历来计算出人体的生理节律周期。人体生理节律周期的计算，是从出生那天起一直到受孕那天为止的总天数，还需加上闰年所增加的天数。然后，分别除以23、28、33这3个数字，通过所得余数大小，便可得知身体分别处于3个节律周期的哪一阶段。余数等于临界日的天数为临界日，余数小于临界日为高潮期，余数大于临界日为低潮期。

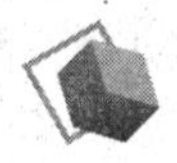

有炎症别急着受孕

很多女性因为急着想要孩子，即使发现自己患有一些妇科炎症也不愿去医院接受治疗。她们认为这些炎症只要不影响生孩子，治疗就无关紧要。其实这种想法是大错特错的。

通常来说，夫妻双方在准备怀孕前，会去医院做全面的身体检查，排除不利于怀孕的情况。如准妈妈在有滴虫性阴道炎的情况下受孕，有可能引起孕早期的流产，对胎儿的正常发育不利，甚至会有致畸的可能性；真菌性阴道炎有可能会传染给胎儿，致使胎儿在出生过程中可能有异常状况的发生；宫颈息肉对日后的分娩也会有不良影响……这些生殖器官的炎症对受孕存在着一定的影响。因此，要保证受孕质量，准妈妈应确保在不存在上述生殖器官炎症的状况下进行受孕。

夫妻双方要善于观察，及早排查日常生活中的不良现象，留心性生活时是否有异常情况出现，比如性生活后是否出现阴道出血的状况。若有类似这种异常情形的出现就表明夫妻有一方可能存在生殖器官的炎症，需引起注意。如果存在上面所说的不利受孕的炎症时，夫妻双方必须积极进行检查和治疗，痊愈之后再考虑受孕。

性生活不是想过就能过的

宫外孕治愈不久就匆匆怀孕是相当危险的。因为在输卵管没有完全疏通的情况下，极有可能再次引发宫外孕，重复宫外孕的发生率可达到15%左右。

因此，有过宫外孕经历的女性暂时不要急于怀孕，要在彻底治愈后再考虑怀孕。准备受孕之前先去做孕前检查，确定一切正常后再取消避孕措施，不要自以为恢复得很好了就可以对之置之不理了。坚持避孕一段时间(需要持续半年以上)，这段时间内一定要把身体调理到最佳状态，避免出现重复宫外孕的状况。

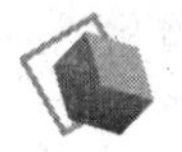

性生活须避开服药期

女性在妊娠初期，胎儿易受到药物及其他外在因素的影响。有些女性常年体质虚弱或患病，需要长时间服用某些药物，如激素、抗生素、止吐药、抗癌药或治疗精神病的药物，这些都会对生殖细胞产生不同程度的影响。

因此，夫妻双方在准备怀孕的时候，最好避免使用一些不利怀孕的药物。一旦这些药物通过血液进入到精液中，精液中的药物就会被阴道黏膜吸收，从而进入母体的血液循环，使受精卵的发育受到影响。如果一定要服药，建议夫妻双方在医生的指导下尝试服用一些不会对怀孕产生恶性影响的药物，用其他无刺激性的药物来代替是最好的方法。服药期间尽量不要进行妊娠。

因不同的药物代谢在身体内停留的时间不同，相应地，对妊娠的影响也不同。女性什么时候妊娠是最佳时间，最好咨询医生，让医生来确定。一般来说，停用药物 30 天后是不会影响受孕的。平时服用避孕药的女性，最好在停用避孕药 6 个月后再考虑受孕。

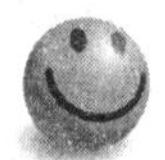

温馨提示：如何测定排卵日

1. 观察宫颈黏液法

一般认为，宫颈分泌物清澈透明、呈蛋清状、拉丝度最长的一天很可能是排卵日。在这一天及其前后 3 天为排卵期。

2. 用排卵试纸

排卵期间，女性体内激素会发生变化。当激素水平上升时，经由尿液排出的代谢物增多，排卵试纸通过浸润尿液后，使代谢物抗体附着在纸上，并通过变色剂反映出来。代谢物越多，抗体结合越多，颜色就越深，以此推测是否排卵。

3. 基础体温测量法

基础体温是一个呈双向型的曲线。把每天测量到的基础体温连成曲线，会发现月经前半期体温较低，后半期体温上升，而排卵一般发生在体温上升前或由低向高上升的过程中。在基础体温升高 3 天内为易孕期。测量基础体温通常从月经期开始。每天起床前，在不说话和不做任何活动的情况下，把体温计放在口腔里 5 分钟，然后把测量到的体温计读数记录在体温记录单上。

4. 月经周期推算法

通过自己的月经周期计算排卵期是最简单的方法。计算公式为：最短的一次月经周期天数减去 18 天就是排卵期第一天；最长的一次月经天数减去 11 天就是排卵期的最后一天。计算方法是以本次月经来潮的第一天为基点，向后算天数。

你或你的伴侣吸烟或喝酒

经常抽烟、喝酒，会产生大量自由基，造成体内营养物质流失，增加肺和肝脏的负担；长期抽烟、喝酒可使癌症的发病率大大提高……其实，抽烟、喝酒还会让孕妇及胎儿的危害加倍，甚至可能影响女性受孕！

专家曾做过一项测试：对于一些6～12岁的儿童，根据其母亲孕期吸烟情况为其分别进行听力测试。结果显示：孕妇吸烟越多，儿童听力反应越差。这次测试表明：胎儿经母体接触香烟中的尼古丁等化学物质，会严重影响耳蜗的神经细胞，妨碍内耳将声波向神经元的传递。由此可见，孕妇吸烟可能会导致胎儿听力障碍。

另据调查，吸烟者所生婴儿先天性心脏病的发病率为7.3%，而不吸烟者所生婴儿先天性心脏病的发病率为4.7%。据《德国卫生公报》报道，若怀孕期每天吸烟10支，胎儿患癌的危险性增加50%，患白血病的可能性增加一倍。德国另一项研究发现，孕妇吸烟对胎儿的危害，比目前公认的还要严重。研究人员在吸烟女性所分娩新生儿的尿液中发现了典型的来自烟草的致癌物质——亚甲基亚硝胺(NNAL)。胎儿通过脐带吸收了尼古丁，并在肝脏把它转化为亚甲基亚硝胺，最后通过肾脏排出体外。这样，孕妇吸烟就使其胎儿的肝脏、肾脏和肺都受到了不同程度的损害。

吸烟对孕妇的危害不言而喻。为了孕妇和胎儿的健康，生殖专家向全社会呼吁："拒绝烟草，尽早戒烟！"

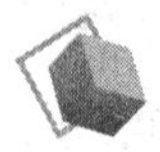

尼古丁对人体有什么伤害

尼古丁在烟雾及其浓缩物烟油中含量最多且毒性最大。它是一种难闻、味苦、无色透明的油质液体，挥发性强，在空气中极易氧化成暗灰色，能迅速溶于水及乙醇中，通过口鼻支气管黏膜很容易被机体吸收。粘在皮肤表面的尼古丁亦可被吸收渗入体内。1支香烟所含的尼古丁可毒死一只小白鼠，20支香烟中的尼古丁可毒死一头牛。人体的尼古丁致死量是50～70毫克，相当于20～25支香烟的尼古丁含量。如果将1支雪茄烟或3支香烟的尼古丁注入人的静脉内，此人3～5分钟内即可死亡。

吸烟引起急性中毒死亡者，我国已早有发生。吸烟多了然后醉倒在地，口吐黄水而死。为此崇祯皇帝曾下令禁烟。在国外也有报道：前苏联有一名青年第一次吸烟，吸一支大雪茄烟后死去；英国一名40岁的健康男子长期吸烟，在一夜里吸了14支雪茄和40支香烟之后，早晨感到难受，经医生抢救无效死亡；法国在一个俱乐部举行一次吸烟比赛，优胜者在吸了60支纸烟后，还未来得及领奖就已死去，其他参加比赛者也生命垂危，都被送到医院抢救。

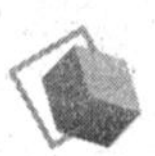

吸烟所付出的代价不仅仅是健康

很多不孕不育夫妻在去医院治疗时，都会被询问是否具有吸烟史，甚至会被要求戒烟。很多丈夫对此表示不能理解，生小孩是女人的事，女人不吸烟就好了，为什么还要男人戒烟呢？

吸烟有害健康，众人皆知。可是吸烟对夫妻的生育率的重大影响却未必有人了解。英国通过对17 000位育龄女性进行11年的追踪调查表明，吸烟会降低生育率。研究结果显示，每天吸烟10支以上的女性不育率为10.7%，而不吸烟女性只有5.4%。另一项调查也认为吸烟与不吸烟的女性相比，吸烟女性患不孕症的可能性要高2.7倍；如果夫妻双方都吸烟，则不孕的可能性比不吸烟夫妻高5.3倍。新的实验研究结果表明，烟草中的尼古丁对精子的外形、能动力及线性游动能力和精子穿透卵子的能力均有影响，且尼古丁浓度越高，影响越大。英国一项研究报道发现，吸烟组精子浓度与活动精子百分比都明显低于不吸烟组。吸烟组精液中的精子平均含量为2 500万个/毫升，不吸烟组平均含量为6 300万个/毫升；吸烟组活动精子仅占全部精子的49%，不吸烟组则达到63%以上。故吸烟是造成男性不育症的重要原因之一。如果男性每天吸烟30支以上，他的畸形精子的比例会超过20%，而精子的存活率却只有40%左右。另外，大量吸烟还会导致男性性欲下降，甚至出现阳痿。哥伦比亚大学的B·T·季教授及其同事于1997年发表了一项研究成果，显示孕前男方抽烟与儿童癌症70%的风险增高有联系。因此，建议男方应该在妻子准备怀孕前戒烟。

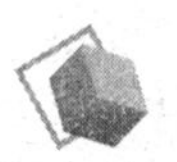

吸烟对胎儿的危害

王女士，29岁，怀孕3个月。

患者自述：我一直都有吸烟的习惯。直到检查出怀孕一个多月了我才开始戒烟。都说吸烟会影响胎儿的发育，我现在很担心前一个月的吸烟会不会影响胎儿。我想去把孩子流掉，可是毕竟是自己的骨肉，我又舍不得。现在的我好矛盾，我该怎么办？

专家回复：孩子可以要，但必须立刻戒酒、戒烟，还要避免吸二手烟。因为吸烟对胎儿的危害真的很大。另外，要注意定期做胎检，加强孕期营养，注意休息。

孕妇吸烟到底会对胎儿造成什么样的危害？

1）吸烟者血液中的一氧化碳含量很高，无论孕妇体内的含量水平怎样，一氧化碳都会集中到胎儿的血液中。作为一种毒素，一氧化碳会使血液能携带的氧量减少。

2）研究显示，吸烟者的孩子更容易具有所有类型的先天畸形，特别是腭裂、兔唇和中枢神经系统异常。

3）影响胎儿体重。医学专家们认为，由于烟草中烟碱的缩血管作用，导致孕妇及胎儿的血液黏稠度增加，造成胎盘的血液循环不良，从而影响胎儿的营养供应和发育。

4）吸烟者会增加2倍的流产（小产、死产）风险。

5）早产有14%的发生与母亲吸烟有关。怀孕期间吸烟孕妇发生早产的机会是不吸烟孕妇的2倍，每天抽1包以上烟的孕妇，发生早产的概率是不吸烟孕妇的3～4倍。

6）在母亲吸烟所生的婴儿群中，新生婴儿死亡更为常见。那些怀孕4个月后仍继续吸烟的孕妇，其婴儿在出生后头1周内死亡的可能性比普通孕妇所生婴儿高出1/3。

被动吸烟，孕妇、胎儿在“劫”难逃

临床上出现这样一个案例：一位孕妇生孩子的时候出现胎膜早破。专家为此分析原因，认为与吸烟有关。这位孕妇很不理解，自己并没有吸过烟啊！难道别人吸烟，自己也会受到不良危害，也会引发疾病？

以前的观点曾认为，虽然被动吸烟也会对健康造成伤害，但这个伤害要比主动吸烟少。来自美国匹兹堡大学公共健康研究院的一项研究表明，主动吸烟与被动吸烟对胎儿发育过程中所造成的基因突变比率基本一致。

我们知道，吸烟时所产生的烟雾是影响人类健康的主要污染源。人们曾做过吸烟后产生烟雾分布的有关试验，观察证实这种有害的烟雾有90%直接释放到周围的空气中，这种烟雾医学上叫做边流烟雾；只有10%被吸烟者本人吸取，这叫做主流烟雾。这90%的边流烟雾危害是非常严重的，很容易引发一系列疾病。这种被动吸烟的环境，是非常普遍的，吸烟的丈夫、同居室吸烟的家庭成员、同科室吸烟的同事，以及公共场所的烟民，都是污染环境的肇事者。

烟雾对孕妇造成伤害或许不难理解，但是胎儿在孕妇的肚子里，隔着一层肚皮，怎么也会被烟雾所毒害呢？

烟草中含有4 000种以上的化合物，其中的颗粒物(焦油)、尼古丁酸、一氧化碳、氢氰酸、酚类苯蒽、多环芳香烃等都是对人体十分有害的物质。大量的医学研究结果证实，吸烟所排出的烟雾中，同样存在着许多对人体有害的物质，这些有害物质可通过母体吸入，再经过胎盘危害胎儿。胎儿的抗病能力是微弱的，对烟雾造成的危害非常敏感。有报道介绍说，此时烟雾吸入可使胎儿成年后增加患癌症的概率。资料显示，孕妇长期、大量接触有害的烟雾，发生胎儿畸形的可能性会明显增加。有资料证实，烟雾吸入还容易引起胎儿先天性心脏病等疾病。瑞典的医学家系统地观察了110多万例妊娠前3个月时有吸烟嗜好的产妇所生的婴儿，结果肢体短小的发生率为每万人6例，比正常不受烟雾污染的产妇所生的婴儿高得多，研究结论认为这与吸烟有关。为了证实这一结论的准确性，医学家又进行了动物试验，结果也支持这一观点。

孕妇被动吸烟还会导致微量元素锌、镉代谢障碍，出现“低锌高镉”的不良局面。微量元素锌是一种对胎儿有益的元素，其参与体内许多酶的组成，甚至还影响染色质结构和基因的表达。缺乏锌元素往往会引发诸多的疾病，而适当补充锌元素可改善胎儿宫内生长迟缓的症状，促进胎儿正常的生长发育。可想而知，被动吸烟引起的低锌问题是严重的。而烟雾中的镉对孕妇、胎儿极其不利，它可改变胎盘内各种代谢酸的功能，从而使胚胎死亡、畸形、宫内发育迟缓、胚胎功能不全的发生率上升。经孕妇被动吸烟吸入的镉，还有明显的积蓄特点，对人体造成的伤害会长达10～30年。

对吸烟危害的防治

1）加强对吸烟危害性的宣传教育。关于吸烟危害生殖功能的知识，公众还知之甚少，故应加强这方面的宣传，以增强公众抵制吸烟的自觉性。

2）引导未吸烟者不要吸烟。因为烟中尼古丁的依赖作用，一旦产生依赖作用后就很难戒掉。

3）对已吸烟者劝告其戒烟或少吸烟，特别是未生育者应该在计划妊娠前一年戒烟或尽量少吸，以提高精子和卵子质量，减少流产、畸形儿等发生概率。

4）对妊娠前一年内及孕期吸烟者应加强胎儿生长发育监测，以便及早发现异常或畸变而及时做出相应的处理。

5）控制吸烟的立法。我国于1991年6月29日由全国人大常委会通过《中华人民共和国烟草专卖法》。该法对提高烟草质量、降低有害成分；禁止或限制某些特定的公共场所吸烟，以减少被动吸烟；限制广告范围，禁止中小学生吸烟等都作了规定。从法律上初步规范吸烟行为。

孕妇喝酒，是福还是祸

有位男性叙述：这次妻子怀孕后，母亲主动要求来城里照顾妻子，考虑到母亲是村里的妇科大夫，对怀孕的知识肯定比我们了解，所以我和妻子也就欣然同意了。母亲从乡下上来还给妻子带来家酿的葡萄酒，说是对孕妇和胎儿都好。可我听城里的医生说，孕妇是不能喝酒的。这到底是怎么一回事？

很多女性都不是很了解，其实在怀孕期间喝酒对胎儿的危害比吸烟还要大。有些女性觉得，在怀孕期间，适量地喝一点酒是对身体有益的，甚至连有些医生也这样建议孕妇。这些妇科大夫的失误之处在于他们把喝少量的酒，尤其是红葡萄酒对心血管健康有好处同孕妇喝酒对胎儿发育的影响相混淆了。“母亲是保育箱”，不管她喝多少酒都会降低胎儿的智商。为此，孕妇应不吸烟、不喝酒和每天服用叶酸片。

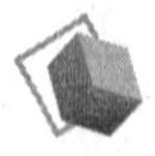

什么是“星期天婴儿”

“星期天婴儿”主要是由于在孕前男女过多贪恋杯中之酒所导致的。经过一周的忙碌，很多人都会选择在周六、周日好好放松一下。朋友聚餐喝酒更是家常便饭。国外做过有关调查发现，那些在周六或者周日酗酒的男性，当天进行性生活时使女方怀孕而分娩的孩子，有 60%是先天愚型，这些孩子通常被称为“星期天婴儿”。另外，因酗酒所致慢性中毒的夫妻所孕育的婴儿也叫“星期天婴儿”。因此，酒后尽量不要同房，想要怀孕的夫妻更要避免在酒后进行性生活，以免影响夫妻的生活和子女的健康。

胎儿酒精综合征是怎么回事

胎儿酒精综合征的典型表现是：体重低；中枢神经系统发育障碍；可有小头畸形：面部很怪，前额突起，眼裂小，斜视，鼻底部深，鼻梁短，鼻孔朝天，口上唇向里收缩，扇风耳；还有心脏及四肢的畸形。

据调查，在美国所有的智力迟钝者当中，胎儿酒精综合征就占了 20%，因而成为威胁美国儿童智力发育的第一位疾病。

酒精的危害与饮酒的时间和酒精的摄入量有关。一般来说，越是在妊娠早期，越是饮酒量多，其危害程度也就越大。酒精也会影响男性精子的质量，使胎儿致畸的危险性增大。因此准备生孩子的男女双方均应在受孕前戒酒。

怀孕最初 3 个月，正是胎儿形成的重要阶段，这时饮酒，对胎儿的损害是毋庸置疑的。整个孕期都贯穿了胎儿大脑的发育过程，胎儿生长的高峰是在妊娠的 6 个月以后，这时如继续饮酒，将会给胎儿带来更严重的损害。

喝酒真的会误“事”

这里的“事”，尤指传宗接代的大事。中医学早就有酒鬼多无后的说法。现代医学提示，过量饮酒可危及生殖系统功能，导致内分泌紊乱，并使生殖细胞染色体结构和数目发生变化。长期饮酒者的精液中，精子数目减少，活动力减弱，而且阳痿、不育和男性女性化的发生率明显增加。

乙醇可以直接影响到男人的生育能力，尤其对于酗酒的人来说，极易造成不育症，或者严重影响精子质量，从而造成对下一代的伤害。有科学研究显示，饮酒后 10～16 小时血浆睾酮水平下降 25%左右。对人和动物的研究证实，乙醇能对精子数量、活动度、形态及功能造成明显损害。摄入中等量的乙醇(一般认为 30～90 毫升/天)，2 小时后即可在精液中检测到乙醇。乙醇对精子的影响程度与开始饮酒的年龄、饮酒量和维持时间有关。在18岁即性成熟以前饮酒对精子造成的影响比18岁性成熟后的影响更大。与对照组相比较，性成熟前饮酒组精子数下降46.5%，性成熟后饮酒组下降18.9%；精子活动度两组分别下降36.9%和32.3%。由此可见，乙醇的生殖毒性是引起男性不育的原因之一。不可忽视的是，乙醇也会妨碍女性卵子的发育和成熟。

乙醇，胎儿健康的又一杀手

传统的理论认为，孕妇适量喝酒对胎儿影响不大，只有酗酒到一定的程度才会引起胎儿乙醇中毒。但最新研究结果表明，孕妇体内的低量乙醇也会对胎儿造成伤害。根据医学专家和研究者的报道，怀孕女性每周喝4杯葡萄酒就有可能损害胎儿的大脑。

研究者在孕妇肚子外面开动一个蜂鸣器，通过超声监测子宫里的胎儿。不饮酒孕妇的胎儿绝大多数都会立即作出反应：伸展四肢，挺直后背，转动头颈，然后回到原先的姿势。但是在饮酒的孕妇中，只有不到1/3的胎儿会作出上述反应，一般也只是懒洋洋地敷衍一下，有的甚至根本没有反应。主持此次研究的专家介绍说，一共监测了129位孕妇，这其中饮酒的孕妇平均一周喝4～5杯葡萄酒。研究的结果显示出饮酒会损害胎儿的脑干神经，以后可能会引起婴儿的多动症和低智商。

孕妇饮酒所致胎儿畸形的机制还不清楚，但乙醇能通过胎盘屏障，使胎儿体内的乙醇浓度升高。乙醇分解后形成的某些毒性物质，如乙醛等，都可能通过胎盘影响胎儿的生长发育。因此，为保证胎儿的健康，女性在准备怀孕的前一段时间和怀孕后最好不要饮酒。

还有科学家指出，排除遗传因素，怀孕期间喝酒是造成胎儿智力不健全的主要原因。据美国医学界的统计，500名新生儿中就有1名新生儿因其母亲在怀孕期间喝酒而引起智力不健全。

温馨提示1：吸烟孕妇所生的子女易染烟瘾

吸烟孕妇所生的子女易染烟瘾。根据国外医学专家对989对母婴研究资料，母亲如果吸烟包括被动吸烟，其子女将来吸烟的可能性大，而且这一联系在女孩中比男孩更明显。由于许多孕期女性产后仍吸烟(约77%)，研究人员对产后不再吸烟者的子女进行调查发现，孕期吸烟女性所生女孩在成人后的吸烟率为孕期不吸烟的女性所生女孩的4倍。孕期吸烟包括被动吸烟但产后不再吸烟者，其女儿的吸烟率高于孕期不吸烟但近几年开始吸烟者的女儿。孕期吸烟或被动吸烟，可能对胎儿正在发育的大脑留有“信息”，使孩子容易对香烟成瘾。

温馨提示2：如何预防婴儿弱智

科学家们强调，戒酒是预防弱智的重要途径。孕妇从放弃避孕措施的时刻起就应戒酒，因为很多孕妇在怀孕七八周之后才知道自己发生了什么变化。胎儿所有器官在怀孕8周之内发育成形，弱智和外表先天性畸形最容易在这一时期发生。

值得准妈妈注意的是，乙醇并非只存在于我们通常认为的白酒、红酒、黄酒中，某些软饮料也含有乙醇，如米酒、甜酒、可乐等等对准妈妈的生育健康都是有害无益的。

饮食对孕育的影响

营养不良会影响女性的排卵周期，也会影响男性的精子质量，长期不均衡的饮食会使夫妻孕育力总体降低。专家建议，均衡饮食，不仅能提高男性精子的质量，还可以改变女性体内的酸碱度，创造一个适宜于精子生存的环境。

生殖专家认为：饮食习惯不好，如偏食、节食等，常常会导致营养不良，从而使女性的排卵周期和男性的精子质量受到影响。所以长期不均衡的饮食会使夫妻孕育力总体降低。由此可见，饮食与不孕不育具有非常密切的关系，女性不可盲目节食，也不能暴饮暴食。最好的方式就是健康饮食、均衡营养。

饮食可助孕育一臂之力

不孕不育是一个难题，人们为了治疗不孕不育想出了很多种方法。其实这些不孕不育不仅仅是先天因素所致，更多的致病因素是来自日常生活的小细节，如男女之间的性生活是否美满、生活习惯的健康状况、饮食习惯是不是已经达到科学标准。

单从饮食习惯这方面来说，就有很多因素可能导致不孕不育。俗话说："民以食为天"，一日三餐有学问。合理进食有滋养身体、补精益气的作用；如果饮食不当、瞎吃乱补，久而久之就会危害孕育。俗语说"药补不如食补"，所以天天吃药也不是办法。饮食有阴、阳、寒、热、温补、清泻之分，故饮食疗法不仅仅是"补"，还有调理之意。既要货真价实，方便实惠，美味可口，又要有一定针对性的调理、滋补作用。

研究证明，通过合理饮食，可以改善夫妻双方的身体状况，从而提高怀孕概率。有孕育计划的夫妻可吃一些酸性食物或富含钙、镁的食物，不含盐的奶制品、牛肉、鸡蛋、牛奶以及花生、核桃、杏仁、水产品等，含钾、钠多的偏碱性食物，如苏打饼干、不含奶油的点心、各种果汁，根茎类，如白薯、土豆，以及栗子、水果等。

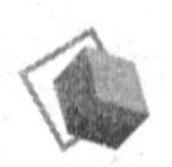

"吃"的不合理，身体伤害加倍

俗话说"病从口入"。"吃"的不合理将会对身体造成很大的伤害，尤其是准备孕育的夫妻们，更要提防因饮食不合理对身体造成的伤害。那么

“吃”的不对会对身体，尤其是对孕育功能产生哪些危害呢？

1. 可能引起附件炎等疾病

俗话说“无辣不欢”。辣是一种风味，更是一种感觉。越来越多的人开始喜欢吃辣，越辣越过瘾、越刺激。但长期大量吃辣，易损伤胃肠黏膜，容易导致便秘，引起大便干燥等症状。

如果长期便秘，停留在肠管内的排泄物中的各种细菌、病毒、真菌等病原体就会通过毛细血管、淋巴管进入左输卵管以及卵巢，导致附件炎。一旦严重，就会感到明显的下腹疼痛、腰酸痛、白带不正常以及月经过多，甚至可引起输卵管堵塞，造成不孕症。

2. 油炸食物有致不孕风险

烧滚的油属于反式脂肪酸食品。美国哈佛大学公共卫生学院的专家曾研究发现，如果女性过多食用富含反式脂肪酸的食品，可能会面临不孕症的风险。

所以，专家建议女性朋友如果想要怀孕，一定要做到少吃辛辣食物，少吃油炸、烘焙等反式脂肪酸含量较高的食品。

3. 饮酒过量最伤女性生殖系统

饮酒既是一种文化，也是生活中的重要组成部分。但是过量饮酒不仅是影响身体健康，导致家庭破裂的元凶，还是导致女性不孕症的大敌。

权威专家在临床观察和动物实验中已经证明，女性喝酒过量会引起闭经、排卵障碍、提早绝经、卵巢萎缩及不孕症等。尤其是大量饮酒的女性，会出现雌、孕激素水平降低，不规则动情周期、卵巢功能衰退等。而且，孕早期接触乙醇的女性自然流产率也会增加。因此，专家建议女性朋友想要怀孕，一定要戒酒。

大补不如巧补

很多不孕症患者都有这样的体验：为了让自己快点怀孕，家人总会为自己准备各式各样的补品。诚然，不孕症患者只有调理好身体才能提高受孕机会。但是这种大补政策不仅浪费金钱，而且收效甚微，甚至有可能弄巧成拙。所以笔者认为，大补不如巧补！

不孕症患者要注意维生素和微量元素的摄入。如维生素 E 能促进人体的新陈代谢，推迟细胞的衰老，同时还能促进精子的生成和活动，并增强卵巢的功能。维生素B能影响肝脏对雌激素的灭活。缺乏维生素B，则雌激素的灭活作用减弱，导致月经不正常。另外，维生素A等缺乏也可能导致不孕。专家认为，通过补充维生素后受孕能力会大大增加。

对于女性不孕症患者来说，尤其要注意补充以下几种元素。

（1）叶酸　孕妇经常补充叶酸，可防止新生儿体重过轻、早产以及婴儿“兔唇”等先天性畸形。女性最好在准备怀孕前3个月开始摄取叶酸，每天服用400微克的叶酸，可降低70%的新生儿神经管缺陷发生概率。男性每天摄入722～1 150毫克叶酸，其染色体异常的精子所占比例明显低于叶酸摄入量低者。

含叶酸丰富的食物，蔬果类有莴苣、菠菜、番茄（西红柿）、胡萝卜、青菜、龙须菜、花椰菜、油菜、小白菜、扁豆、豆荚、蘑菇、橘子、草莓、樱桃、香蕉、柠檬、桃、李、杏、杨梅、海棠、酸枣、山楂、石榴、葡萄、猕猴桃、梨、胡桃等。动物性食品，如动物的肝脏与肾脏、禽肉及蛋类都含有叶酸。

但是必须记住，食物的叶酸资源并不能通过生化方式获取，哪怕某些食物含有一定量的叶酸，人体也不能加以利用。我们必须消费1倍以上的叶酸饮食资源才能等同于通过维生素丸或强化早餐补剂获得的叶酸量。人体需要消费含有0.8毫克叶酸的食物，才能获取每天所需的0.4毫克叶酸。

（2）镁　正常情况下，成年女性每日需要300毫克的镁，孕妇每日需要的镁不低于450毫克。少女更要补充镁，尤其是喝牛奶的女性、儿童，因为牛奶中的钙只有在镁的协助下才能发挥更大的作用。含镁丰富的食物有螃蟹、小虾、花生、杏仁、豆类、玉米、坚果、麦芽、海带、绿色蔬菜、豆荚、香蕉、肉类等，且食物中的镁容易被人体消化吸收。经常摄取这些食物可以满足人体对镁的需要。绿色蔬菜的含镁量居食物之最，而镁在蔬菜加工过程中的损失量会很大，故女性可多食用未加工过的绿色蔬菜。

（3）铁　铁的吸收率因食物而异，通常为10%左右。每日膳食营养素供给量中，成年男性的铁摄取量为15毫克，而成年女性因月经出血、胎儿成长和哺乳等原因，每日应摄取铁的数量较多，一般成年女性为20毫克，孕妇、乳母为25～35毫克。

含铁丰富的食物有动物肝脏、动物血，其他如肉类、淡菜、虾米、蛋黄、黑木耳、海带、芝麻、芝麻酱、大豆、西瓜子、南瓜子、苋菜、芹菜、韭菜、菠菜、小米、红枣、紫葡萄、樱桃以及红果等。

(4) 锌　母体缺少锌可导致神经管缺陷，还可能导致生育力下降及增加流产的风险。锌在人体内不易保存，因此必须每日进补。孕前和妊娠期间，女性的锌需求增大至每日 25 毫克。

运动量过大者、素食者和怀孕前一直在服用口服避孕药丸的女性都是缺锌的高风险人群。运动中因为出汗量极大从而导致缺锌，所以运动量过大的人要考虑额外补锌，要比推荐的每日 25 毫克锌多一些，这样才能补偿通过汗腺流出去的锌含量。

含锌浓度较高的食物包括肉类，如动物肝脏、红肉和海产品。其中牡蛎是最好的补锌产品。植物中含锌浓度极低，因此，长期素食者尤要注重补锌的问题。

(5) B 族维生素　维生素 B_1 对神经组织和精神状态有良好的影响，具有维持神经系统功能、促进糖类代谢和产生能量的重要作用。含维生素 B_1 丰富的食物有谷类、豆类、土豆、动物内脏、瘦肉、酵母、干果、硬果、山芋等。

维生素 B_2 是协助红细胞生成的重要物质，能够协助食物产生能量并帮助机体成长发育。缺乏维生素 B_2 会使体内的物质代谢紊乱，从而导致人体各种疾病的发生。维生素 B_2 存在于多种食物中，一般在动物性食物中含量较高，尤其在动物内脏中的含量最为丰富；奶类、蛋黄中的含量也较丰富；谷类和一般蔬菜中的含量较少。

维生素 B_{12} 是叶酸、糖类、脂肪和蛋白质代谢的重要物质，参与合成 DNA，是红细胞生成及机体成长不可缺少的物质。膳食中的维生素 B_{12} 来源于动物食品，主要是动物肝脏、牛肉、猪肉、蛋、牛奶、奶酪等，而植物性食品中基本不含维生素 B_{12}。

(6) 维生素 D　维生素 D 能够调节钙、磷代谢，促进小肠对钙、磷的吸收，调节肾脏对钙、磷的排泄，控制骨骼中钙与磷的储存和血液中钙、磷的浓度等。

维生素 D 是脂溶性维生素，因此动物性食品是维生素 D 的主要来源。动物肝脏、含脂肪量高的海鱼、鱼卵、奶油、奶酪、蛋黄等，也都含有较多的维生素 D，所有鱼肝油都是维生素 D 的丰富来源。

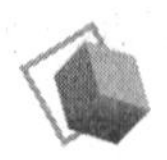

能够帮助女性受孕的物质

(1) 蜂王浆　蜂王浆有明显的刺激生殖的能力，能提高人体的免疫功能，增强机体抵抗力，促进新陈代谢，提高造血功能，修复组织，增殖细胞，并可调节神经、血糖、血压的平衡，增加体力。同时它还具有增强记忆力、延缓脏器和皮肤衰老、消除疲劳等作用。但是如果女性已经怀孕，那就不适合饮用蜂王浆及其制品，这是因为蜂王浆中所含的激素会通过胎盘使胎儿体内激素增加，容易导致婴儿假性性早熟。

(2) 阿胶　中医认为，阿胶为滋补强壮剂，平时体质虚弱、畏寒和容易感冒的女性，食用阿胶可改善体质和增强抵抗力。另外，阿胶有补血、滋阴、养肝、益气、清肺、止血、润燥、调经、定喘等功效，适用于治疗虚弱贫血、产后血亏、面色萎黄、咽干、津少、便秘及一切出血症状。

阿胶可以提高红细胞和血红蛋白的含量，改善造血功能、免疫功能、钙的吸收与储存功能；具有扩张微血管、扩充血容量，降低全血黏度和血管壁通透性，提高耐缺氧、耐疲劳的作用；能增加血清钙的含量，使血液凝固性增加，血清黏滞性不变。阿胶适用于女性各期保健，对女性月经不调、孕期保健、产后调理有显著的功效。

(3) 当归　当归是一味女性常用药品，有养血、活血、调经、润肠的功效，可治疗月经不调、闭经、痛经、崩漏、风湿痹痛、痈疽疮疡、肠燥便秘等症。此药有刺激子宫收缩、降低血压、抑菌平喘等作用。

当归是补血佳品，低血压的人宜食用当归，如配合其他药材使用，可调理女性月经不调、更年期综合征等。当归还具有镇静、净血、抑制心悸等作用，体质衰弱、手脚易冷的人常食当归，可以有效增强体质。

男性生育前需要补充的营养

西医认为足量的蛋白质和维生素可以促进精子的产生，维生素 A、维生素 B 族、维生素 E 都能增强生殖功能。此外，一些微量元素如锌、锰、硒等也会对男性的生育能力有很大的影响。中医的食补与西医的营养学理论是一致的。

按中医的肾藏精理论，在食补中要摄入补肾益精的食物，如山药、鳝鱼、银杏、海参、冻豆腐、豆腐皮、核桃、芝麻等。有的食物能够提高性欲，增强生育能力，如大枣、蜂蜜、葡萄、莲子、食用菌类、狗肉、羊肉和动物的鞭等。

以下几种微量元素和维生素E，对于准备生育的男性来说，是很重要的。

（1）锌　锌对男性生殖系统有很重要的影响。缺锌的人容易出现生殖器官发育不全，还会使睾丸的发育减缓，也包括附睾及前列腺发育的减缓与睾丸精原上皮的萎缩，从而影响性功能。精子在射精过程中吸收精浆内的锌，与胞核染色质的巯基结合，使染色质免于过早解聚，从而有利于受精。锌可以延缓精子膜的脂质氧化，以维持胞膜结构稳定和通透性，使精子保持良好的活动力。当体内缺乏锌时，睾丸间质细胞的功能会受到影响，从而引起睾酮的分泌减少，这时因为与睾酮合成有关的酶不正常，酶的改变则是缺锌的后果。缺锌还会使血中运载睾酮的载体蛋白水平下降，从而使血中睾酮浓度下降。锌不仅对精子的生成是必需的，而且对维持精原上皮的健康也是必要的。长期缺锌，血浆中的睾丸酮明显减少，前列腺的结构和功能受到影响，性功能相应衰退，以致不育。

此外，研究发现，不少男性不育症患者精液中的锌浓度低于正常人，这说明锌跟精子之间存在某些内在关系。成年男性每次射出的精液中含有约5毫克的锌，是每天锌摄入量的1/3。若缺乏锌将导致男性性欲低下、精子量少，甚至阳痿。因此，男性的性生活频繁，就应该多补充锌。

锌的主要来源是富含锌的食物，如牡蛎、动物肝脏、花生、鱼、蛋、奶、肉及水果等。动物性食物中锌不仅含量高，且吸收率也比植物性食品高，如肉类中锌的吸收率高达30%～40%，而植物性食物中锌吸收率一般只有10%～20%。植物性食物中的各种豆类、坚果类含锌较多，蔬菜类以大白菜、白萝卜、紫萝卜、茄子中含锌量较高。

（2）硒　硒作为一种矿物质，是人体的必需微量元素。人体需要它来实现许多细胞功能，而且它也有抗氧化剂的性质，在消除自由基、保护细胞膜、核酸、蛋白质的正常结构和功能方面有重要作用，是人类胚胎发育早期的必需微量元素。男性精液中大部分硒来自前列腺和精囊。硒缺乏症与男性生育能力下降的风险有关。硒是影响精子产生和代谢的一系列酶的组成成分，缺硒可致精子生成不足。

有关研究指出，硒是对抗某些精子毒性作用的代谢元素，可避免有害物质伤及生殖系统，可维持精子细胞的正常形态。缺硒可影响精子的活性，使体内代谢紊乱，脂质过氧化物代谢产物丙二醛生成过多，使细胞生物膜受损，细胞、体液免疫功能下降，从而影响胚胎的正常发育。

大量研究表明，氧化剂导致的细胞损伤与多种癌症发生有关。因此，硒从一定程度上可以防止前列腺细胞的癌变。有研究证实，高浓度的硒可使癌细胞线粒体受到损伤，从而减缓其生长速度。硒还可通过抑制肿瘤中的癌基因表达等多种生化代谢途径，达到抑制前列腺癌的目的。

富含硒的食物主要有大蒜、菌菇、芝麻、海产品，以及一些富含硒的植物，如黄芪、莎草、紫苑等。市场上一些正规厂家生产的硒制品也可用于补充体内的硒含量。

（3）锰　锰是人体内多种酶的成分，与人体健康的关系十分密切，被称为“益寿元素”。有关研究指出，体内严重缺锰可导致不孕症，甚至出现死胎、畸胎和孕妇死亡。缺锰还可使男性雄性激素分泌减少、性功能低下、睾丸萎缩、精子减少等。中医学上所讲的肾虚是指内分泌系统功能低下的表现，这与微量元素锰和锌缺乏紧密相关。补骨脂、肉苁蓉、枸杞子、何首乌、熟地黄等补肾中药，锰和锌的含量都较高。

（4）维生素E　维生素E能促进性激素分泌，使男性精子活力和数量增加，使女性雌性激素浓度增高，提高生育能力，预防流产。维生素E还可用于防治男性不育症、烧伤、冻伤、毛细血管出血、更年期综合征、美容等方面。

维生素E在身体内具有良好的抗氧化性，即降低细胞老化、保持红细胞的完整性、促进细胞合成、抗污染等。而缺乏维生素E会导致动脉粥样硬化、癌症、白内障等疾病，形成瘢痕，使牙齿发黄，引发近视，引起残障、弱智儿，引起男性性功能低下、前列腺增生等。

富含维生素E的食物有猕猴桃、坚果、瘦肉、乳类、蛋类，还有葵花籽、芝麻、玉米、橄榄、花生、山茶等压榨出来的植物油，以及红花、大豆、棉籽和小麦胚芽、菠菜、羽衣甘蓝、甘薯和山药。莴苣、黄花菜、卷心菜、菜花等绿叶蔬菜，都是含维生素E较多的蔬菜。

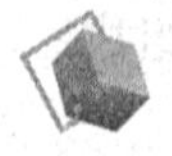

可为男性助性的食物

（1）核桃仁　现代医学认为，核桃仁中的磷脂对脑神经有保健作用。

核桃油含有不饱和脂肪酸，有防治动脉硬化的功效。核桃仁中含有锌、锰、铬等人体不可缺少的微量元素。人体在衰老过程中，锌、锰的含量逐渐降低，铬有促进葡萄糖利用、胆固醇代谢和保护心血管的功能。核桃仁的镇咳平喘作用较为明显，对慢性气管炎和哮喘病患者有很好的疗效。经常食用核桃仁，既能强健身体，又能抗衰防老。

核桃仁是食疗佳品，无论是配药用，还是单独生吃、水煮、做糖蘸、烧菜，都有补血养气、补肾填精、止咳平喘、润燥通便等功效。核桃仁的吃法有很多种，将核桃仁加适量盐水同煮，喝水吃渣可治肾虚腰痛、遗精、健忘、耳鸣、尿频等症。

(2) 麦芽油　麦芽油中含天然维生素 E，可预防性功能衰退。有关研究表明，维生素 E 能够刺激男性精子的产生，防止流产和早产，预防不育症的发生，增进心脏的效率和男性的性精力等。男性若严重缺乏维生素 E，会导致阴茎退化和萎缩，性激素分泌减少并丧失生殖力，但人工合成的维生素 E 没有麦芽油防止性衰退的功效明显。

(3) 鸡蛋　有性学专家指出，鸡蛋是人体性功能营养最强的载体，是过性生活后人体元气的最好还原剂。鸡蛋是一种高蛋白食物，所含的 14.7% 蛋白质中，主要为卵蛋白和卵球蛋白，包括人体必需的 8 种氨基酸，与人体蛋白质接近。鸡蛋蛋白质的人体吸收率高达 99.7%，这些优质蛋白是性生活必需的营养物质，可强精气，消除性生活后的疲劳感。在体内还可转化为精氨酸，提高男性的精子质量，增强精子的活力。

(4) 韭菜　韭菜为振奋性强壮药，有健胃、提神、温暖的作用。韭菜根、叶捣汁有消炎止血、止痛的功效，适用于肝肾阴虚盗汗、遗尿、尿频、阳痿、阳强、遗精、梦遗、噎膈、反胃、下痢、腹痛，女性月经病、痛经、经漏、带下以及跌打损伤、吐血、鼻出血等症。中医上常用于补肾阳虚、精关不固等，是男女性生活常见病的常用食疗食物。

(5) 鱼类　鱼肉含有丰富的磷和锌等，对男女性功能保健非常重要。体内缺锌者，男性会出现精子数量减少且质量下降，并伴有严重的性功能和生殖功能减退；女性则发生体重下降，性生活时阴道分泌物减少等症状。因此，准备生育的夫妻可以选用鱼类以补充营养，增加受孕机会。

(6) 虾　现代医学研究证实，虾的营养价值很高，能增强人体的免疫力和性功能，补肾壮阳，抗早衰。常吃鲜虾，以温酒送服，可医治肾虚阳痿、畏寒、体倦、腰膝酸痛等病症。虾皮有镇静作用，可常用来治疗神经衰弱、自主神经功能紊乱等症。海虾中含有 3 种重要的脂肪酸，能使人长时间保持精力集中。因此，孕妇、心血管病患者、肾虚阳痿者、男性不育症者、腰酸腿软者适合食用虾。

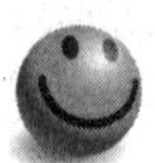

温馨提示：女性经期吃过凉食品易致不孕

冰淇淋、雪糕、冰镇饮料是很多年轻人的最爱，但经常吃这些食品容易使胃着凉，造成盆腔淤血，进而影响到月经周期。而在女性经期时候吃过冷食物更容易导致女性月经不调，极易引起“宫寒”，可大大降低女性受孕的机会。

超重或偏瘦对生育的影响

女性超重或偏瘦都会使体内的内分泌功能受到影响，不仅不利于受孕，还会增加婴儿在出生后第一年患呼吸道或腹泻的概率。另外，超重或偏瘦的女性孕后还有可能并发妊娠高血压综合征、妊娠糖尿病。

大家都有这样的感受，身边的朋友有些人太瘦小，而很多人却太胖。然而许多人并没有意识到的是，太胖或过瘦都会对女性的生育力产生影响，并且会引发怀孕后的不良结果。

脂肪太少会干扰女性月经规律。因此女性如果为了爱美而过度减体重，可能会影响受孕能力。另一方面，高脂肪食物使体重上升，也会造成女性经期紊乱，使排卵不良。发表在最近出版的《流行病学》期刊上的一项研究结果表明，与青春期体重指数（BMI）正常的人相比，在青春期体重过轻的成年人中，有10%～16%生育能力较差；在肥胖者中，有32%～38%生育子女的数量少于正常人。由此可见，BMI对人体的发育有深远的影响。对女性而言，体重指数过低会扰乱月经周期，而肥胖则会直接引发生育问题，如可能导致多囊卵巢综合征等。

我们的体重是否达标了

知道儿子和媳妇在备孕，陈力（化名）的父母可高兴了。他们就陈力一个孩子，老两口退休在家，抱孙子这件事成了他们人生当中最期待的事情。现在，老两口特地从农村赶到城里，照顾儿子、媳妇的生活起居，除此之外，陈力母亲每天都给媳妇买各种营养品补身体。面对爸爸妈妈的大补政策，媳妇可不太领情，经常批评公婆这样做会让她体重超标的。陈力的父母感到很委屈，这要怀孕的女人，当然是营养越丰富，对生孩子越有利啊！难道身材比生孩子还重要？

其实，媳妇的担心不无道理，女性过胖或者过瘦都不适合怀孕。那么，什么样的体重合适怀孕呢？我们的体重是否在不影响生育的体重范围之内？专家建议用体重指数（BMI）来衡量理想体重。

$$\text{BMI}=\text{体重(千克)}/\text{身高}^2\text{(米)}$$

例如一名体重为52千克，身高是1.62米的女性，她的BMI＝52/(1.62×1.62)≈20。如果BMI<20，说明体重不足；如果BMI在20～24.9，

则属于正常体重;如果 BMI≥25,则属于超重;如果 BMI≥30,则属于过度肥胖。

就上面举的例子来说,该女性的标准体重应该是 162－110＝52 千克。超重百分比＝(52－52)/52×100%＝0。也就是说,她的体重还是比较标准的。

凡是超过标准体重 10%者为偏重,超过标准体重 20%以上者为肥胖;低于 10%者为偏瘦,低于 20%者为消瘦。超胖者要减肥,而超瘦者需要增加体重。专家建议,女性最好将体重控制在标准体重±10%的范围之内。

过于肥胖会成为不孕的温床

肥胖的女性或许难以相信,她们的体重怎么会和生育力有关。曾有一位有月经不调问题的肥胖患者说:“我不相信我的体重跟这事有什么关系。我朋友比我胖出几十斤,她却已经是两个孩子的母亲了。她都能生,为什么我不能?”

其实,过胖导致月经不调和生育下降已是不争的事实。澳大利亚的体重与生育力专家罗伯特·诺尔曼医生在 1999 年美国生殖医学大会上的一次演讲中说,在他治疗的不育症患者当中,约有六成女性显得过胖。对于一组处在其生殖年份中的女性来说,这个比例显然高出正常百分比。哪怕只是稍许过胖,其 BMI 为 25～29,也会使自己在合理时间内怀上孩子的机会降低 1/3。1998 年,由哈佛大学公共卫生研究院的弗朗森·格罗德斯坦医生及其同事进行的一项研究显示,BMI≥27 的女性比 BMI 正常的女性因为排卵期问题而造成不育症的可能性高出 3 倍。

(1) 体重增加如何影响生育　生活中很多肥胖女性都带有不同程度的月经不调,严重的会出现暂时性的闭经。这是因为这些女性因体重增加导致激素失常,结果引发月经不调或消失。多囊卵巢综合征(PCOS)就是常见生育问题的一个很好例子,这个问题经常是由体重增长造成的。

其实,哪怕只是极小的体重增长也有可能引起生殖系统的问题。人脑根据在血流中循环的生物碱和胰岛素等的激素水平辨别体内的脂肪总量。这些激素的水平随体脂总量的增大而上升。在某些有遗传体质的女性中,这些激素水平的上升会达到与其体重增长不呈比例的程度。问题在于,血流中生物碱和胰岛素水平的异常，直接或间接影响卵巢功能，因此会对生育力造成显著影响。

个别的女性并没有那种激素随体重增大而变化的遗传体质，因此她们的体重增大不会显著改变其激素或月经。如果体重增大而月经却保持规则且可预测，这位女性的生育力就不会受到影响。可是，我们应该记住，肥胖与流产以及许多严重的妊娠并发症有关系，比如糖尿病、高血压病等，结果可能导致高风险妊娠和母婴双方终生的健康问题。所以，所有妇产科医生都希望他们的患者怀上孩子前体重都处在正常范围内。

（2）*超重容易导致流产*　美国加州斯坦福医学院的一项研究显示，相对于体重正常的女性来说，体重超重的女性在怀孕早期更容易发生流产，即使胚胎的基因是正常的。在每年一次的美国生殖医学协会（ASRM）的年会上，研究者提出这项研究表明，一位准妈妈的体重会影响其体内胎儿的结局。

英国国家健康服务组织（NHS）估计，在英国，大概有 1/4 的妊娠最后是以流产为结束的。而流产大部分是发生于妊娠的前 12 周内，但也有的会发生于 24 周的时候。流产的原因有时并不明确，有 50%～70%是由于胎儿染色体的异常（遗传缺陷）。加州的研究者测试了 204 例在妊娠前 8 周流产胚胎的 DNA，并对母体 BMI 正常女性和 BMI 偏高或肥胖女性的胚胎染色体异常发生率进行了比较。他们发现，体重超重的女性中，53%的流产胚胎中并未有染色体异常，而在体重正常的女性中，这一数值仅为 37%。这一研究团队的领导者 Inna Landres 博士说："这一研究表明肥胖更容易导致基因正常胎儿的流产，但原因尚不明确。"Landres 博士提出，其中一种可能的解释是激素的变化，如雌二醇和雄性激素的异常。她强调："将 BMI 升高作为流产的一项危险指标，并为这些女性提供改变生活方式方面的咨询，这样做是非常重要的。"

针灸减肥，减出的是健康

针灸作为我国传统医学宝库中的一枝奇葩，在调理肥胖中发挥着重要的作用。其机制主要是疏通经络、调理脏腑、调节内分泌失衡，使胃蠕动减弱和抑制胃酸分泌，延长胃排空时间，促进机体脂肪代谢，消耗积存的脂肪，达到减肥目的。

目前，针灸减肥的方法很多，但临床报道以体针法疗效最好的说法居多。体针法的主要操作如下：取主穴足三里、三阴交、内庭、梁丘、上巨虚、下巨虚、天枢、大横、中脘、脾俞、章门、内关、气海、丰隆、关元、支沟、太溪。如有胃肠实热者可配大肠俞、小肠俞、二间、上脘、下脘、至阳；有脾虚湿阻者可配阴陵泉、水分、水道、太白、腹结、太阳、百会；有肝郁气滞者可配太冲、行间、期门、蠡沟、曲泉、膻中等。以上穴位可根据部位及经络交替选用，如上、下巨虚，梁丘，足三里等交替选用。针刺时选用直径0.3毫米毫针针刺，平补平泻法，每次留针35分钟，留针期间每10分钟行针1次，共4次。隔天或隔2天治疗1次，治疗12次为一疗程。

另外，针灸减肥需要配合适当控制饮食，其原则为：不饿不吃，饿了再吃；吃青菜及瘦肉、蛋类，吃好了即可；不吃甜食及肥肉、土豆、藕、粉条等。除此之外，再加上合理的运动，就能使减肥取得事半功倍的效果。

尽管针灸减肥有很好的疗效，而且简便、安全、可靠，但并不是所有肥胖者都可以选择针灸减肥。如下面这些人就不适合针灸减肥：①患者；②具有出血倾向性疾病及贫血者；③献血未满1个月者；④皮肤病患者；⑤生理性肥胖者（如婴儿期的肥胖、妊娠及哺乳期等对人体有益的肥胖）。所以肥胖人士是否适宜采用针灸减肥需咨询医生。

推荐减肥汤五则

现根据有关资料，介绍几种国外比较流行的减肥汤。

（1）*栗子汤*　取罐装或干栗子175克，浸泡一夜，取2只切成块的洋葱，2只切好的胡萝卜，2根切好的欧芹，半茶匙新鲜的麝香草或1/4茶匙干肉豆蔻，加上一点磨碎的海盐和新鲜的黑胡椒。

如果用罐装栗子，菜汁的数量应有600～900毫升，或者用1.5升的水，两汤匙切好的欧芹。如果使用干栗子的话，先将其浸泡于1.5升的热开水中，泡24小时。然后将水及栗子倒入一个大盆子里，加上葱头、胡萝卜、芹菜，拿到火上烧开。如果用罐装栗子，可直接浇蔬菜汁，加盖，用文火煨，直到食物软烂。一般来说，干栗子煨1.5小时，罐装栗子煨30分钟。然后等食物慢慢冷却、出汁，再倒回大盆子里，加入麝香草、肉豆蔻和调料，再用小火加热，但不要烧开。如果这些东西混在一起太稠，可再多加些果汁或水，用欧芹作配菜。

（2）*韭菜土豆汤*　1个切好的葱头；2棵大韭葱，洗净，切好；2只大土豆，去皮，切成方块状；50克榛子果仁，600毫升菜汁加干香草、海盐及新鲜黑胡椒。

先取两三汤匙菜汁，放到大盆子里加热，然后加葱头、韭葱、土豆、榛子、果仁，用中火将菜汁及菜块加热，搅拌5分钟，加热烧开，加上余下的菜汁。加盖，煨到土豆熟透，但还能保持原形为止（大约25分钟）。然后慢慢放凉，加汁。加上香草及调料再加热，不要煮开。

（3）*水芹汤*　900毫升的果汁；1只大葱头，切好备用；1头去了皮的蒜；450克土豆，去皮，切成方块形；一撮干香草，海盐和新鲜黑胡椒混合物；把水芹菜洗净，切好。

取3～4汤匙菜汁放入大盆子里加热，放入葱头、蒜、土豆。用中文火烹调5分钟，然后烧开。加香草、海盐和胡椒，将土豆烧至软烂（大约20分钟）。加入水芹，再烧5分钟，慢慢冷却，加汁。再用文火加热，加入菜汁或水，如果汤不太浓就不必再加水或菜汁了。

（4）*胡萝卜汤*　胡萝卜汤是另外一种色泽鲜艳，味道可口，而且很解饿的减肥汤。食材及做法：1只切好的大葱头，1头去了皮的蒜，1小枝迷迭香（新鲜的），半茶匙干迷迭香，450克胡萝卜，切好，900毫升果汁，半茶匙淡味咖喱粉；1汤匙汁状燕麦片，食盐。

先用中火将菜汁、葱头、蒜、迷迭香、胡萝卜烹煮5分钟。烧开后加入其余的菜汁、咖喱粉、燕麦片和海盐。加盖，转为文火，煮煨20分钟，到胡萝卜软烂为止。加汁芡，再加热。如果汤太浓稠的话，可适当放入菜汁或水。

（5）*豆芽酸奶汤*　900毫升果汁，450克豆芽，洗净，切好，1只大葱头，切好，新鲜黑胡椒，食盐，2条柠檬果皮，2茶匙黄豆粉，1罐低脂天然酸奶或脱脂酸奶，3汤匙切好的欧芹。

取2～3汤匙菜汁，倒入盛有豆芽大盆子里大火加热，将豆芽略煮一下后用中火，再加入葱头。约10分钟，加入其余的菜汁，烧开。转小火，加柠檬果皮，加盖煨20分钟。将柠檬皮拿出，往汤里加菜汁芡，将豆粉、酸奶搅匀，和欧芹一起倒入汤内，但不要烧开，否则酸奶会结块。

（6）菠菜豆腐汤　1.5升菜汁；2块豆腐，沥干水分，切成条状；900克菠菜，洗净，切好；海盐，新鲜黑胡椒，切好的欧芹做配菜。

将菜汁放入锅内烧开，加入豆腐、菠菜，烧开，然后加盖，煨10分钟，要不时地搅拌一下。加汁芡，转小火，加盐、黑胡椒，再加热，将欧芹撒在汤里即可食用。

减肥的五大要素

在这个以瘦为美的时代，减肥早已成了众多女性的生活主题。各式各样的减肥方法不绝于耳，可是真正的实现健康减肥的又有几个人？诚然，对于一些人来说，减肥很有必要，也是对自己负责的表现，但是减肥不应该以牺牲健康为代价。我们倡导的是健康减肥，绿色减肥。那么健康减肥要注意些什么呢？

1. 别让代谢率走下坡路

代谢率决定一天中能够燃烧的热量数。从18岁开始，人的代谢率每年下降2%。基本代谢率随年龄和体重的增长而下降，所以体重的增加并不会导致相应的代谢率的增高。对抗这个趋势最有效的办法是把限制热量与锻炼身体结合起来。锻炼对于减肥来说是绝对关键的。锻炼不仅仅燃烧热量，而且还能抑制人的食欲。另外，它还能在24～48小时内提升代谢率，在锻炼活动完成很久以后继续燃烧热量。如果没有通过锻炼而达到代谢率的提升，减肥就是一件令人痛苦和极其缓慢的事情，从而使许多女性减肥者最终会失去动力，放弃饮食减肥疗法。

2. 知道你的最佳心率吗

任何有效的锻炼计划都要包括足够多的有氧运动以达到并保持最优心率。运动量不足并不会将代谢率提升到同样程度，人们反倒会觉得更难减肥。至少每隔一天就应该锻炼一次，每次锻炼期间都应该将心率提升至最优水平（最佳心率），而且持续30分钟。选择自己喜欢的任何一项运动，全年坚持下去。身体尚属健康的女性，最佳心率的计算可按下面的方式进行：用220减去自己的年龄数，然后取该差数的70%，最后得到的这个数字代表进行有氧运动时应该达到并保持的心率，即每分钟的脉搏数。

3. 减肥最好别落单

减肥专家还建议减肥期间寻求团体支持。应该想办法加入某一个团体或寻找另一个人一起减肥。比如和自己的配偶或一两位朋友一起锻炼。必须有人鼓励自己，同时又能与自己一同完成锻炼。还可以加入某个正式的组织，这样有助于保持下去，还可以得到这一组织后援的支持。

4. 减肥要保证营养

正在减肥的过胖女性，因为体重减轻而强化了生育力，她们经常会无意间怀上孩子。对于许多月经不调而又过胖的女性而言，体重稍微减轻一丁点也会促进排卵与月经的恢复。所以这个时期的女性一定要保证营养，以防婴儿的突然到来，而身体却没有做好相应的准备。当然在完成了减肥任务以后再考虑怀孩子的事情，可能会更有利于胎儿生长。

所有女性都应该在怀孕以前就开始服用妊娠期维生素。但是，减肥的女性得不到足够维生素与矿物质，这就会使她们的婴儿处在与营养相关的出生缺陷的风险中。

如果体重过大但月经又是正常的，表明生育力并没有受到影响，那该怎么办呢？出于一般性的健康考虑，也为了降低流产及妊娠并发症的风险，许多过胖但月经正常的女性仍然希望在怀上孩子之前便开始减肥。如果发现自己属于这一组女性，保持合适的孕前营养要求是相当重要的。

5. 目标要实际可行

一般来说，几个月内便能一举丢掉身上所有肥肉是不切实际的想法。平均而言，第一个月减掉 2.5 千克，接下来的 4～5 个月里再减掉 10～15 千克是比较好的。另外，最初的 5～10 千克是最容易减下来的，在减掉一些体重后，再往下减就越发困难了。所以，对于要减肥的女性来说，毅力和耐力是相当重要的。

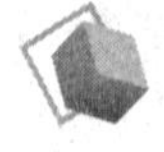

警惕因过度减肥而“减掉”了孩子

当瘦身之风越刮越紧的时候，一些时尚人士，尤指一些时装模特、影视明星，便成为了这一病态审美观的牺牲品，减肥减得皮包骨头！其实不仅娱乐圈的人，很多普通女性都在使用各种减肥方法，以实现她们所谓的“骨感美”！殊不知过于消瘦除了会让你变得像魔鬼一样可怕，还会引发很多健康问题！很多人或许不知道,体重过低还会对女性的生育能力造成巨大的伤害。

体重过低与生育力之间的关系,已经有许多研究人员进行过详细研究。有些研究人员支持这样一种学说,认为体重总量和体脂是规则月经和生育力的关键和决定性的因素。罗斯·弗里希医生是这方面的知名作者,他在哈佛大学公共卫生研究院工作,提出了正常月经周期所需要的体重及体脂标准。弗里希医生估计,22%的体脂是一个标准,低于这个标准的话,大多数女性会出现月经不调的现象。女性如果落在这个标准之后,她的月经周期很可能不再规则。而在许多女性那里,甚至卵巢功能都会完全停止。22%的体脂是一个估计数,有些女性会因对其体重水平的敏感程度不同而有一些出入。当然,许多其他因素也在生殖系统问题中起一定作用,比如营养及心理、生理压力。另外,极瘦的女性还处在流产的更高风险中,因为黄体期缺乏症会在此时期内形成。

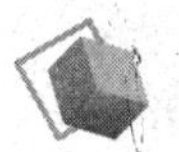

偏瘦的代价,你承受得起吗

美国芝加哥生育学专家舍伯恩博士称,将太多的关注集中在超重带来的健康风险上,这就意味着偏瘦的危害被极大地忽视。

舍伯恩博士对 8 年间在他们诊所开展的近2 500次试管受精进行统计,受孕女性按体重分为 3 类: 太瘦组、正常组和肥胖组。近一半的体重正常组已有婴儿,而肥胖组和偏瘦组分别为 45%和 34%。偏瘦组的体重指数(BMI)处于14~18之间,身高 1.63 米、体重 45 千克的女性的 BMI 是 17,而 BMI 是 18 则等价于身高 1.78 米、体重 57 千克。

舍伯恩博士称,一些研究表明,体重偏瘦的女性比偏胖的更不容易怀孕,体格对生育的作用令他很惊奇。

据了解,偏瘦的女性很难自然怀孕是由于雌性激素分泌量下降。但是,接受试管受精的女性被注射激素,因此,这不可能解释研究结论。这 3 类女性产生了相同数量的卵子。因此,对于偏瘦女性来讲,问题肯定出现在受孕的后期阶段。一种可能的解释: 由于营养不良,她们的子宫很难让胚胎着床。因此舍伯恩博士称,从进化角度看,如果身体过于消瘦,食物营养吸收并不充足。因此,消瘦期既不是生殖的最佳时期,子宫也不是处于最佳状态。

他补充说，女性很可能没有意识到，与偏胖相比，身体偏瘦对于生殖来说损害更大。对于年轻女孩来讲，偏瘦是她们的理想体型，但是她们却不了解偏瘦的代价。

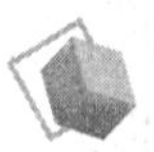

别让胎儿成为你体重不足的牺牲品

还有另一个重要问题是体重不足的女性必须注意的。体重不足的女性一旦怀孕，会使婴儿出生后处在体重显著不足的风险中。体重不足的婴儿与同样大小的早产儿十分类似，会有很多并发症的危险。然而母亲在孕期增加体重可大大改善这个结果。女性如果在怀孕之前就使自己的体重正常化，那就更有利于胎儿的发育。另外，体重不足的女性如果月经不调或没有月经，极可能是处在妊娠之外的其他身体问题中。缺乏雌激素可导致骨质密度损失，最终形成骨质疏松。如果这种情况持续较长时期，松脆的骨头极易发生骨折。曾经遇到这样两位患者：一位是芭蕾舞演员；另一位是长跑运动员。两人到了上大学的年龄，身材依然瘦小。而这两个人都遭受过并没有达到创伤程度的骨折，一位臀部骨折，另一位脊柱骨折。原因在于过量运动及热量摄取不足使生殖系统受到压抑，结果导致雌激素水平降低、骨质疏松，最后发生骨折。

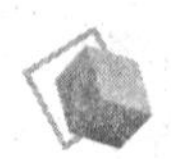

体重不足怎么办

很多因偏瘦而导致不孕的患者首先想到的便是增肥。每天吃大量的食物，吃完便睡，然后定期测量自己的体重，看是否有所增加。但是他们不明白，增肥不仅只看体重增加，更多的是要提高体脂。总体来说，体脂百分比应该在22%～28%之间为宜。

1. 单纯体重偏瘦

对于经期太短、月经不规则或完全没有月经的女性，至少要增加相当于理想体重5%的体重（例如，一位重62.5千克的女性，应该增加3千克体重）。如果不成功，应该将体重增加至可使BMI达到20的体重数。考虑将体脂百分比提升至22%；每天服用多种维生素，通过饮食摄取至少60克蛋白质。

哪怕月经正常，也应该考虑增加体重，直到BMI>20，这样可以降低婴儿因出生时体重不足而造成并发症风险。

2. 运动过多导致的体重偏低

1）无论是否有体重不足的情况，都要考虑减少运动的时间长度和强度。如果是长跑运动员，应该考虑将每天的里程数减少 25%，或者每周所跑的里程数少于 32 千米；把跑步的节奏放慢 10%～20%。不要每天都锻炼。其他体育活动也要求相应地减少至 25%的运动时间与运动强度。

2）考虑到肌肉比脂肪更重，尽管所测 BMI 值可能是正常的，但体脂仍然可能太低。要增加体重，直到体脂百分比到达 22%。

3）如果记录了月经表，并注意到月经出血是在排卵期检测结果呈阳性的 12 天左右才开始的，或者在基础体温上升后的不到 11 天开始，那你可能处在流产或生育力减退的较高风险中。

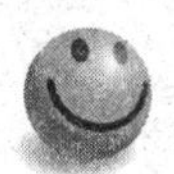

温馨提示：为何要建议不孕不育夫妻同时应诊

导致不孕症的原因可来自男方或女方，有时与双方都有关，如缺乏生理知识，或因过分盼望生儿育女而造成精神紧张等。因此，第一次看病时男女双方都应同往应诊，女方可在妇科就诊，男方可在男科就诊。这样做有以下几方面的好处：①便于双方咨询，全面了解各种情况，包括双方过去的检查或治疗经过；②有利于向双方告之初诊结果，及时征询意见，便于进一步检查和诊治；③便于向双方进行宣传教育，如向不孕不育夫妻讲述受孕基本知识及影响受孕的身心因素，特别是医学上的解释，消除患者及其配偶焦虑紧张的心理状态。

你或你的伴侣摄入大量的咖啡因

临床研究发现，生育期女性过量摄入咖啡因会影响其生育能力，使其受孕率降低；孕妇摄入过多的咖啡因，可能会导致不良的妊娠结局，包括自然流产、早产、胎儿宫内发育迟缓、胎儿畸形等。

咖啡是人们日常生活中主要饮品之一，具有提神醒脑、消除疲劳和调节情绪等作用。可是很多人又担心，咖啡喝多了会不会对人体有伤害？美国范德比尔特大学咖啡研究所所长马丁教授日前说，咖啡含有数百种有益健康的成分，可以抵抗肝受损、各种癌症、哮喘、心脏病和震颤性麻痹等。那咖啡对于人体孕育有何利弊呢？

因为胚泡植入是人类及其他哺乳动物妊娠的第一步，决定着妊娠的成功与否。因此有关人员特地做了口服咖啡因对早期妊娠小鼠胚泡植入的影响的试验，以此来研究咖啡中的咖啡因是否会对人体孕育造成不利影响。结果发现，口服咖啡因通过调节孕鼠雌、孕激素水平，干扰了子宫内膜的蜕膜化程度和发育情况，进而影响早期胚泡的植入。因此建议妊娠期女性慎用含咖啡因的饮品，如咖啡、茶及可乐等，以免造成流产、胎儿发育不良等情况。

咖啡因影响受孕的原因

王小姐是一位公司的白领，为了缓解工作压力、提神醒脑，她每天都会喝上几杯咖啡。长此以往，渐渐和咖啡结下了不解之缘。本来也没觉得有什么。可是结婚之后几年都没有怀孕的王小姐，在一次和不孕不育专家聊天后才知道，导致她不孕的原因很有可能就是长期摄入的咖啡因。王小姐很讶异，为什么普普通通的咖啡还会引起不孕呢？

对此不孕不育专家解释说，长期过量饮用咖啡可能会降低受孕的可能性。从男性角度来说，如果男性摄入过量咖啡因（不仅仅是咖啡），可能会降低精子质量。另外，咖啡在提神醒脑的同时还有可能导致性欲的减退。尤其是平时感情起伏较大，交感神经轻易兴奋的人，做爱前最好不要喝咖啡等含咖啡因的饮料，以免压抑副交感神经，减低性欲。

从女性角度来说，女性如果长期饮用咖啡，可能影响女性生理变化，在一定程度上可以改变女性体内雌、孕激素的比例，间接抑制受精卵在子宫内的着床和发育,从而降低受孕概率。研究发现,如果长期大量饮用咖啡,还可能使心率加快,血压升高,增加患心脏病的风险。

别让咖啡因伤害到您的孩子

研究报道指出,咖啡因会加快胎儿心率及新陈代谢的速度,因此对胎儿有不良影响。同时咖啡因也会降低母体血液流入子宫的速度,从而使供给胎儿的血液中氧气量与养分降低,影响胎儿发育。

此外,由于咖啡因有利尿的作用,会造成钙质从尿液中流失,并影响铁质的吸收。可是胎儿由于肝脏尚未成熟,不能快速地代谢清除咖啡因,所以咖啡因对胎儿造成的危害要比成年人大。所以,专家们都建议准妈妈不要摄取含咖啡因的食物。

但对于许多准妈妈来说,每天喝茶或咖啡已经成了习惯,一下子要戒掉并不容易,下面的办法可以帮助准妈妈适量减少咖啡因的摄取。

1) 尽量以牛奶、果汁、开水来取代茶、咖啡。

2) 在购买饮料前注意看标示,若饮料含有咖啡因则不要喝。

3) 茶或咖啡不要泡太久,因为越浓的咖啡和茶或巧克力,所含的咖啡因就越多。同时还可以考虑将咖啡的浓度减半,并减少喝的次数,渐渐地浓度越来越低、次数越来越少,直到完全不喝为止。

4) 尝试喝不含咖啡因的花草茶,或选用水煮的且咖啡因含量低的咖啡,以尽量降低咖啡因的摄取量。

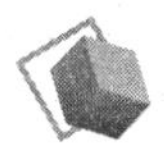

咖啡可能增加流产风险

美国一项最新研究说,孕期女性如果每天喝两杯以上咖啡,流产风险可能倍增。咖啡因没有营养价值,甚至会阻止你的身体吸收铁、钙等微量元素,而这些元素恰巧是孕妇最需要的。

这项研究由美国医疗保健机构凯泽·珀默嫩特公司的李德昆博士主持。研究发现,孕期女性如果每天摄入咖啡因超过 200 毫克,流产风险会增加一倍。

为弄清咖啡因与孕妇流产之间的关系,李博士与同事从 1996 年 10 月至 1998 年 10 月,跟踪调查了旧金山市 1 063 名参加凯泽·珀默嫩特公司保健计划的孕妇。她们中一些人习惯每天喝两杯以上咖啡或喝大量含咖啡因的饮料;另一些人则始终杜绝咖啡因。结果发现,前者流产的概率是后者的两倍。

经过反复排比,研究人员确认,导致流产风险增加的是咖啡中的咖啡因,而非其他成分。

李博士说,孕妇或准备怀孕的女性,最好怀孕前后都不要喝咖啡。他说,咖啡因还会给胎儿的新陈代谢系统增加负担,同时可能减少胎盘血流量,对胎儿造成伤害。

你摄入了多少咖啡因

咖啡因是食物中普遍存在的元素,每天的摄入咖啡因会比你想象得更容易。因为很多食物中都含有咖啡因。例如:茶、苏打水、巧克力、可可等。我们每天摄入了多少咖啡因?

下面我们就列举一些常见的食物(表1),看他们所含的咖啡因有多少,其中1盎司=28.349 5克。

表1　常见食物所含咖啡因量的比较表

食　物	分　量(盎司)	咖啡因含量(毫克)
餐间咖啡	8	350
煮好的咖啡	5	105～115
卡普其诺	少量	100
即溶咖啡	6	57
无咖啡因咖啡	5	20～110
冰茶	12	70
袋泡茶	7	30
可乐	12/罐	30～56
减肥可乐	12/罐	38～45

续表

食　物	分　量(盎司)	咖啡因含量(毫克)
七喜和雪碧	12/罐	0
巧克力	2	10～50
可可	5/杯	4

哪些人不宜喝咖啡

咖啡会影响受孕,对胎儿造成伤害,所以准备怀孕的男女和孕妇不能喝太多的咖啡。那么还有哪些人群也不适合饮用过多咖啡呢?

1. 肝病患者

肝功能不好会影响咖啡因在体内代谢的时间。一般情况下,正常的成年人咖啡因代谢需要 2 小时,可是肝病患者或是肝功能不全者,咖啡因的代谢可能需要 4～5 小时。因此肝病患者在喝咖啡时就一定要当心,最好不要在傍晚以后喝,以免因代谢时间长而影响睡眠,且一天最好不超过 1 杯。

2. 高血压病患者

咖啡因因为本身具有的止疼作用,常与其他简单的止疼剂合成复方。如果高血压病患者长时间大量使用咖啡因,就会使其情况更为严重。因为光是咖啡因就能使血压上升,若再加上情绪紧张,就会产生危险性的相乘效果。因此,高血压病的危险人群尤其应避免在工作压力大的时候喝含咖啡因的饮料。一项研究显示,喝一杯咖啡后,血压升高的时间可长达 12 小时。

3. 消化系统疾病患者

经常胃部不适的患者有个体验,就是大夫一定会叮嘱,刺激性食物不要吃,包括酒、辣椒、咖啡、茶、碳酸饮料。咖啡之所以名列其中,就是因其中的单宁酸会刺激胃酸分泌。如果是消化系统疾病急性期的患者一定要避免。恢复健康之后,如需饮用咖啡,也最好是在饭后用,避免空腹喝咖啡。

4. 维生素 B_1 缺乏者

维生素 B_1 缺乏者不能过多食用咖啡。因为维生素 B_1 可保持神经系统的平衡和稳定，而咖啡对其有破坏作用。

5. 小孩

因孩子肝、肾的发育不完全，解毒能力差，使得咖啡因代谢的半衰期会延长。所以一般说来，12 岁以下儿童是需要禁止摄取咖啡因的。就算成天把咖啡当开水喝的欧美人士，对于小孩子喝咖啡也有非常严格的限制。

喝咖啡也是一门学问

咖啡因由于有刺激中枢神经和肌肉的作用，可以振作精神、增强思考能力，恢复肌肉的疲劳；作用在心血管系统，可增强心脏功能，使血管舒张，促进血液循环；对于肠胃系统，可以帮助消化，分解脂肪。所以一般人还是可以考虑每天喝点咖啡的。那么怎么喝咖啡才是对身体最好的？

1. 咖啡的量

咖啡对人体固然有好处，但也不可以多喝。每天以不超过 2 杯为宜，对于容易紧张焦虑的人，喝多了可能就是有害无益。

2. 喝咖啡的时间

喝咖啡最好在早餐及午餐后。因为这样可以促进肠胃的蠕动，帮助消化，可以帮助分解吃下去的高热量、高脂食物，也避免了因空腹喝咖啡对肠胃造成的刺激。最好不要在晚餐后喝咖啡，以免对睡眠造成影响。若是想靠喝咖啡熬通宵，可能会在不知不觉中喝过量，对身体健康不利。

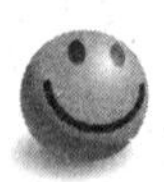

温馨提示 1：按摩足后跟有助于“好孕”

不孕不育夫妻可以试试刺激足底生殖反射区——双脚脚掌足后跟中央处，按摩它可有助于防治性功能低下、不孕症等。手法是以一手握脚，另一手半握拳，以示指第一指间关节对准脚后跟中央点施力，每次按摩 5 分钟。

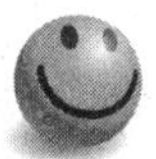

温馨提示2：准妈妈，您可不能喝绿茶

准妈妈绝对不可以喝绿茶！绿茶含有天然的抗氧化成分，虽然可以防癌、美白、预防感冒，但对准妈妈而言，却是碰不得的。因为绿茶含有会阻止新血管增生的成分，对准妈妈来说，此时正是身体进行新血管增生作用来孕育小宝宝的时候，如果在怀孕时喝绿茶，对胎儿的生长发育会产生不良影响。

运动对生育的影响

挪威科技大学的研究人员对3 000名女性进行了调查，让这些女性填写问卷，了解她们在1984—1986年内的运动次数、每次运动的时间及激烈程度。10年后，研究人员询问了这些参与者的受孕情况。研究人员发现，在这些女性当中，有两种人特别容易面临不孕风险：一种是几乎不运动的人；另一种是在健身、运动时总喜欢耗尽所有体力，把自己逼得疲惫不堪的人。

小王身强力壮，但结婚后一年妻子却一直未怀孕，这可急坏了小王的父母。小王夫妻来到医院做了检查。妻子未发现有什么问题，而小王却被发现精子密度偏低，并且精子活动力显著下降，活力最好的精子只有不到4%（正常是25%以上）。

检查发现，小王没有精索静脉曲张、生殖道或附属性腺感染等疾患，也无烟酒嗜好、在电脑旁久坐等影响精子活力的不良习惯。经仔细询问，医生发现小王非常喜爱体育运动，每周都会去踢几次球。考虑到剧烈运动也可能会影响男性的生育力，所以叮嘱小王停止剧烈活动，注意休息，并适当口服能提高精子活力的药物，3个月后检查精子密度、活动力，均恢复正常。

运动是生命保持新鲜活力的源泉。现代社会由于竞争的激烈，每个人都面临着严重的压力和挑战。专家介绍，运动可以减轻压力、驱除忧虑、焕发精神、减肥健美，抵抗疾病的干扰。然而，运动也需有个度，并不是运动越多越激烈就越好；当然也不能拒绝运动。生育学专家指出，运动不仅对身体健康具有重要意义，与生育能力也息息相关。那么运动和生育究竟有哪些内在联系呢？

运动有什么好处

专家认为，女性孕前积极进行锻炼，可使全身肌肉更有力，特别是骨盆肌；有助于日后顺利分娩；可消耗体内多余的脂肪，避免孕期出现并发症；可使精子和卵子的活力增强。

1. 运动保证氧气供应，促进血液循环

拥有一个健康的身体是孕育的基础。人在运动的时候，尤其是做有氧运动，我们的身体就可以得到充分的氧气供应，这些成分被利用后，有效地促进了身体内废物的排出。同时，运动可以增加人体的肺活量，增强心脏功能及其他部位肌肉的力量，血液循环就会更顺畅，保证身体各部位的营养需要。

2. 运动加快新陈代谢，有益于控制体重

我们都知道，标准的体重也是孕育新生命的一个关键因素，而运动则是维持一个标准体重的最健康有效的方法。许多人随着年龄的增长,新陈代谢速度越来越慢,体重也就逐渐的在增加着。尤其一些白领,整天坐在办公室里,缺乏运动,体重也在不知不觉地上升,这些都是不利于生育的。而适当的运动可以使心率增加,提高机体的基础代谢率,有益于控制身体的重量。

3. 运动能够提高身体免疫力,抵抗疾病侵袭

良好的健康状况是成功孕育的前提。充足的睡眠、均衡的饮食及适度的运动是增强免疫力,保持身体健康最主要的方法。体育锻炼能够促进人体的内循环和协调内分泌,使人体脏器的各项功能维持在一个较高水平,从而有效地提高人体自身免疫力。因为在人体免疫力正常的情况下,人体自身能够抵御相当多的病菌侵害,避免病原体对人体造成损伤。

4. 运动能缓解压力,保持精力充沛

充沛的精力对生育是很有帮助的。人在运动的时候,会促进内啡肽的释放。内啡肽是一种可以调节情绪的化合物,它具有缓解疼痛及提升情绪的作用。经常做运动的人都会感觉运动后心情愉快、精力充沛。

控制运动量才能趋利避害

据专家估计:仍然有月经的专业长跑手,一半以上经期很短,有的尽管经血正常却不排卵,或者期间的黄体酮激素不足。而黄体酮不足可导致生育力下降及增加流产风险。这意味着运动量大且仍有月经的女性,其中很大一批会遭受生育力下降和流产风险。那什么样的运动量才能在有利于健康的前提下,又不影响生育呢?

诚然,运动量过小,不用动员内脏器官的潜力就可以轻而易举地担负下来,这样就达不到提高内脏器官功能的目的;运动量过大,在安排时又缺乏必要的节奏,长此下去就会超过人体生理负荷的极限,不仅达不到增强体质的锻炼目的,往往还会对锻炼者的健康有不利影响,尤其是对生育造成影响。

爱好运动者一般可以用客观生理指标的测定和锻炼者的主观感觉来分析,寻找适合自己的运动量。

1. 客观生理指标的测定

目前常用指标包括锻炼前后及安静时的脉搏、血压、体重、肺活量、心电

图、尿蛋白、血红蛋白等。

测量脉搏是最简便易行、且最能反映机体情况的一个指标。如果安静时的脉搏与以往比较是逐渐下降或者不变，则表明机体反应良好，运动量安排合适，并且还有潜力。每分钟脉搏的正常变化幅度为 2～6 次。如脉搏频率超过 10 次/分以上，说明机体反应不佳，如无疾病或其他原因，则说明运动量过大，应予以调整。

安静时正常的血压变动范围应在 1.33 千帕(10 毫米汞柱)以内，体重不超过 0.5 千克。如血压明显升高，肺活量显著下降，体重持续减轻，且减轻幅度超过正常体重的 1/30 时，说明运动量有可能安排不当，要引起注意。

尿蛋白也是评定运动量是否适宜的一个常用指标。可以连续地测定训练后或次日早晨的尿蛋白的量，如果训练的开始阶段增加，而后逐渐减少，这说明锻炼者对运动量从不适应到开始适应，是一个好现象。如果开始时增加，而后数量不仅不减少，反而逐渐增加，恢复也慢，这说明身体不适应，所安排的运动量应予以及时调整。

2. 主观感觉

主观感觉包括自我感觉、睡眠、食欲、锻炼欲望等。如果锻炼后自我感觉良好，精力充沛，有劲，睡得熟，吃得香，很想参加运动。锻炼后肌肉有轻度酸痛，并有疲劳感，但经过一夜的休息次日早晨即可恢复正常，则说明运动量安排合适。如果在锻炼后感到精神委靡不振，全身乏力，胸骨柄及肝区有疼痛感，头昏脑涨，运动后感到特别疲倦，睡不好，吃不香，易出汗，不想练习，则说明运动量需作适当调整。

运动何时“搭”上了流产

单女士发现自己月经推迟了 10 天，老公要陪她到医院检查，单女士觉得可能只是月经不调，就没当一回事。两个星期后，单女士参加了单位举行的运动会，不久之后，单女士发现自己“月经”终于来了，可是肚子非常疼而且有血块。以前单女士也有轻微的痛经，但没有这次的厉害。老公觉得不妙，立刻带单女士到医院接受检查。结果发现单女士是过度运动造成的流产，而且如果流产不尽，极易引起大出血，后果不堪设想。医生给单女士做了清宫手术。幸亏送医院及时，单女士的情况才不至于太糟糕。

1. 运动增加流产的风险

波士顿大学的布伦医生及其同事进行的一项研究发表在《新英格兰医学会刊》上，该项研究评估了28位不在训练期内，月经也正常的女性的情况。在一个月的时间内，这些女性慢慢增多每日长跑公里数，从开始每天6公里到后来的16公里。结果发现，如果在当月保持正常体重，这些女性当中出现33%的黄体酮缺乏症事例；如果出现体重减轻，则有63%的发病率。这项研究的结果证实，过度运动的女性处在黄体酮缺乏症的高风险之中，还有生育率下降及流产风险增大的可能。

过度运动会产生较高的流产风险，这是由一种称为黄体酮缺乏症的现象造成的。月经的下半部分就称为黄体期。此时，黄体酮激素大量释放出来。雌激素在月经的第一阶段刺激子宫内膜以增厚子宫的时候，在排卵之后开始释放出来的黄体酮就起着让子宫内膜做好妊娠准备的重要作用。黄体酮分泌不足，导致子宫内膜缺乏应对准备，无法支持胚胎着床或发育。黄体酮缺乏症是指这种很低的黄体酮水平以及由此导致的子宫内膜应对不足。

2. 如何辨别自己是否出现黄体酮缺乏症

因为各种生理、心理等方面的因素，现在很多女性都会出现月经不调的现象，而当出现经期较短等情况都当做月经不调来处理，认为无所谓。殊不知经期变短很有可能是黄体酮缺乏症的表现。不管总体的月经长度是多少天，差不多所有女性都有一个共同点，她们月经周期的黄体酮阶段应该在14天左右。如果用排卵期测试纸，在尿检呈阳性的当天加上14天的黄体酮期，这个日子应该与月经的最后一天相吻合。如果从出现阳性测试结果的那天到月经周期的最后一天是12天左右，这意味着黄体期短到了异常程度，因此就可能出现了黄体酮缺乏症。利用基础体温记录表(BBT)的话，如果在基础体温上升后，经血开始的日期少于11天，说明存在黄体酮缺乏症。

按照以上方式如果觉得自己患有黄体酮缺乏症，就需要考虑去医院接受妇科检查。妇科专家提醒广大女性朋友，在这种情况下应考虑降低运动强度，必要的时候再增加自己的体重，应该就能改善黄体酮缺乏症。

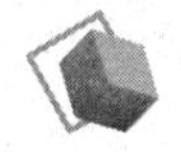

适合夫妻孕育前练习的运动

有氧运动是以充足的氧气交换带动全身器官的活动，非常适合孕育前夫妻练习。有氧运动既可避免运动伤害，又能调理全身器官，赶走亚健康，为孕育下一代奠定好基础。

由于生活习惯和工作方式的改变，现在大多数人的身体都处在亚健康状态，常出现体重超重，血压、血脂超标的情况。有氧运动能够有效地降低血脂水平，这是因为它可以提高高密度脂蛋白胆固醇，使低密度脂蛋白胆固醇水平下降。而高密度脂蛋白胆固醇水平上升，促进了脂肪代谢。低密度脂蛋白胆固醇对于年轻的夫妻有很大的负面作用，会促进男性性功能下降的速度。尤其是对于平时缺少运动而高脂肪、高蛋白、高热量食物摄入过多的男性危害更大，甚至会影响到生育。

每天都将运动作为健康生活方式的基础，鼓励人们逐步增加习惯性的运动，每天练习 30 分钟，一般强度的体育运动，如快步走、爬楼梯等。强度较大的运动，如慢跑、骑自行车、田径运动以及游泳等，都会有强身健体的作用。因此，为怀孕作准备的夫妻，最好经常进行有氧运动锻炼。

1. 步行健身

步行应该是最简单的运动方式了，随时随地都可进行。通过步行健身可以促进四肢及脏器的血液循环，调节神经系统功能，促进新陈代谢，调节人的情志，解除神经、精神疲劳，使人的气血流畅，脏腑功能协调，降低血压和血脂，减轻或消除头晕头痛、心烦急躁、失眠等症状。

步行运动量的大小因人而异，以身体发热、微微出汗为宜。一般来说，每分钟步行 40～70 米为慢速步行，每分钟步行 70～90 米为中速步行，每分钟步行 90～100 米为快速步行。一般在步行运动时，开始宜用慢速步行，以后再逐步增加步行速度。步行的时间可从每次 5 分钟开始，逐渐延长至每次 30～40 分钟，步行距离可从 500 米逐渐延长至 1 000～1 500 米。步行练习时，中间可穿插一些登台阶或爬斜坡等路段，患者可根据自己的实际情况调整适合自己的运动量。

在慢速步行时，每分钟的热能消耗为 52.7 千焦(12.6 千卡)，每小时大约消耗 3 499.5 千焦(837.2 千卡)的热能。如果不增加进食总量，每日步行 1 小时，坚持 3 周，就可以减轻体重 0.5 千克。

2. 慢跑健身

相对步行，慢跑的运动量要相对大点，患者要根据自己的身体情况，适度而行。慢跑时动作要自然放松，呼吸应深长而有节奏，不要憋气，可两步一呼、两步一吸，也可三步一呼、三步一吸。慢跑时宜用腹部深呼吸，吸气时鼓腹，呼气时收腹，跑的步伐要轻快，双臂自然摆动。慢跑的运动量以每天跑20～30分钟为宜，但一定要长期坚持。跑的速度不宜太快，不要快跑或冲刺，要保持均匀的速度，以不觉得难受、不喘粗气、不面红耳赤，能边跑边说话的轻松气氛为宜。

患者起初可以少跑一些，或隔一天跑1次，经过一段时间的锻炼后再逐渐增加至每天跑3 000～4 000米。可以尝试由步行逐渐过渡到慢跑。

3. 骑车健身

研究表明，每天骑自行车4 000～5 000米，可以刺激人体雌激素或雄激素的分泌，增强性能力，有助于夫妻间的性生活和谐。

进行骑自行车练习时，要调整好自行车鞍座的高度和把手等。调整鞍座的高度可以避免大腿根部内侧及会阴部的擦伤。调整把手有助于找到避免疼痛的姿势，还应经常更换手握把手的位置，注意一定的节奏，可采取快骑与慢骑交替进行。

室内骑固定自行车练习的运动量取决于车速。车速可根据每分钟蹬车的次数来决定，也可根据自行车轮的周径，推算每分钟骑的距离。一般在骑车几分钟后应停一下，在1～2秒钟内计数脉率，以便掌握运动量。若脉率过快，说明运动量过大，应减慢车速；如脉率慢则应增加车速。开始进行骑固定自行车锻炼时，一般进行10～20分钟，然后逐渐增加锻炼时间。

女性不孕症患者的运动疗法

专家认为，患有不孕症的女性更应加强锻炼身体，使自己的身体达到最佳的状态，有助于受孕。下面就来介绍一些女性不孕症患者的运动疗法。

1. 滋阴理气法

很多女性患者会感觉下腹冷凉，四肢也不容易捂热，时间一长还可能出现行经不畅、经前腹泻等症状，对孕育下一代有影响。

滋阴理气法对上述病症有良好的功效，简单方便，非常适合女性练习。此练习重在补肾扶脾，调理气血，能达到理气和血，协同脏腑，通调冲任的作用。

具体方法：

1）松静直立，双脚与肩同宽，两手相叠，右手在内，掌心对丹田。百会、丹田、会阴三点一线，舌舐上腭，自然呼吸，排除一切杂念，意守丹田。

2）两手向两侧张开，掌心向前向上，同时呼气，然后再慢慢向腹前合拢，仍归于丹田处，同时吸气。想象自然之气随两手归拢而吸入腹内，贯穿丹田，从而使内气充足、鼓荡。采用腹式顺呼吸法，反复练习60次。

3）两手的掌背相对，从丹田处慢慢向左右两侧分开，作开门式，同时呼气，然后转换，掌心相对，慢慢关合至丹田处，作关合式，同时吸气。如此开合练习60次。

4）两手相叠，右手在内，掌心对丹田，做腹部按摩。手掌不离丹田，动作应轻、慢，重在以意引气，想象丹田的真气随着手势在腹内成八卦运行不息。先顺时针，后逆时针，各练习36次。

5）两手掌的掌背相对，从丹田处慢慢分开，绕腰腹循行一周至命门穴，同时吸气；意气相随绕行一周至命门穴，同时呼气。意想内气从命门穴夹背下行至会阴穴后分两线，沿大腿内侧过膝、过踝走至足下涌泉穴。反复练习6次后，松静站立，意守涌泉，定丹于少阴。

6）意守涌泉片刻，吸气时，意想气由两足涌泉穴吸入，经足踝、小腿、膝、大腿内侧至会阴穴而入腹内丹中，在腹内稍作停顿后，随即意开命门。同时开始呼气，使气从命门穴火背下行至会阴穴后，分两条线同上式至涌泉穴呼出。如此周而复始，一呼一吸，反复练习60次。注意：吸气时，中指与拇指相搭，卧成空心拳，从大腿两侧慢慢向前上提引气至两腋下平膻中穴；呼气时，两手拳心向下，沿腋下两侧下行至大腿两侧，如此以意引气，使真气循足少阴肾经固流不息。

7）继涌泉呼吸后，在呼气至涌泉穴时，意想气出涌泉后入地1米，然后吸气，意想气由地下1米上升入涌泉后返于丹田归元。反复练习数次后，搓手浴面梳头。

2. 周天调息法

周天调息法可以弥补年轻女性在日常生活中活动量少，有些身体部位锻炼不足的情况，帮助调理全身的气血，祛除体内暗藏的各种毛病，以健康的状态准备怀孕。

具体方法：

1）全身放松，两腿直立，两脚平行同肩宽，排除一切杂念，意守下丹田，两眼平视正前方后微闭，先呼后吸，做深呼吸 2～3 分钟，按次序练习。

2）腰向前弯，使腰与腿成 90 度角，同时两臂下垂，手指指向地面，然后将四肢并拢，后收四指抓紧抓实，将拇指搭在示指和中指的背面。接着用力收两拳头向胯前提，同时将腰伸直，两小臂放平与上臂成直角，提时要深呼气。两拳提到胯前时，放松拳头，同时长呼气。

3）收胯前的两个拳头抓紧抓实，如举重状用力将两臂向上举直。举时深吸气，然后将拳头松开，在长呼气中徐徐将两臂下移，使两手置于胯部。

4）接上式将胯部的手掌翘起，手指向上，用力向前推，如推墙状，直至两臂伸直与肩平，推时深吸气，然后长呼气。

5）将推出去的手掌变拳抓紧抓实，如同身前揪重物状，两手往胸前两部乳部，拿时深呼吸，然后长呼气。

6）先将两臂展开，如大雁展翅状，拳背在上，拳头抓紧抓实，用力将两臂的拳头往腋下收，同时深吸气，两拳到腋下后，在放松拳头中长呼气。

7）将腋下的手展开，手心向上，然后挺胸，在深吸气中将两手用力往胯部向下后按，至两臂伸直后长呼气。

8）两臂两手在深吸气中抱大树状用力抱圆，将两手的手指尖接近时长呼气，同时将手放松，两掌变拳，拳心向上，收至胯部。

9）将拳头抓紧抓实，拳背向上翻，在深吸气时用力将拳头向前击，至两臂伸直，然后两拳松开，双臂徐徐下落至体侧，同时长呼气。再回到预备姿势。

男性不育症患者的运动疗法

男性不育症患者坚持运动能取得良好的功效，可恢复男性的性功能，增加优质的精子。在这里介绍一些与性健康有关的运动，只要男性不育症患者坚持锻炼，可以让男性的性功能恢复强劲的状态，为孕育健康的宝宝奠定良好的生理基础。

1. 举阳功法

举阳功是一种简便易行的功法，旨在导阳益气，强肾固泄，对男性的肾阳气有很好的保护滋养作用，经常练习能有效提高男性的性功能。

1）在睡前或睡醒后仰卧于床上，全身放轻松，排除一切杂念，自然呼吸，心神保持宁静。

2）曲骨穴在耻骨之上的毛际凹陷中。先用左手的示指、中指、环指放在耻骨上，以中指肚按准曲骨穴，再把右手相同的三指叠压在左手三指上，顺时针方向按摩25次。

3）用右手掌把阴茎稍向右侧牵遮，并用四指遮捂右侧睾丸的同时稍向左推，使左侧睾丸显露，再以左手掌上下擦搓25次。然后按此方法换手搓右侧睾丸25次。

4）用双手的五指分别拿住两睾丸，拇指在上，其余四指在下，捏揉25次。

5）先用左手的拇指与示指环将阴茎、睾丸根部握住，使阴茎与双睾握于掌心，再用右手拇指抵按住左手合谷处，两手遂同时量力向下牵拉阴茎与睾丸25次。然后换手再牵拉25次。

6）会阴穴在二阴之间，先用左手中指按在会阴处，全身放松，深长呼吸。待深吸气时，尽量提缩肛门，同时用中指量力顶按会阴穴，呼气时，松弛肛门，放松中指。如此连续进行9次。

7）左手在下，右手叠放其上，以掌根置肚脐，顺时针方向按揉9次，然后换手用同样方法逆时针方向按揉9次。再用上面的手势，由剑突沿腹中线向耻骨推揉9次。

2. 紫阳复壮法

肾气不足，劳欲过度所产生的精子质量也会受性功能过劳的影响而出现下降的趋势。因劳欲过度、多用脑力导致的心脾受损，精气虚寒而导致男性不育症的患者可以使用紫阳复壮法。它可以有效帮助男性消除疲劳，恢复、修补性功能。

1）平坐或平卧，全身放轻松，排除一切杂念，渐渐入静。

2）以轻微的腹式呼吸，吸气会使会阴之气上至尾间，再沿着督脉夹脊上达百会穴。呼气，将气自百会穴沿任脉下达会阴穴。

3）吸气，把气从会阴穴吸到脐，分成左右两股，沿带脉分达背后命门穴，再自命门穴把气送到左右两肾后直吸上肩井穴。接着呼气，把气从肩井穴送至两肘间，经手背过中指回抵内劳宫穴。

4）吸气，把气从内劳宫吸至胸前左右两乳下。然后呼气，降于左右两带脉，并向脐部集合，下注于会阴穴。

5）先吸气，把会阴之气吸至脐下约3.3厘米之处，然后呼气，再把脐下之气降至会阴，分成左右两股沿两大腿外侧经足背、中距，抵至涌泉穴。

6）吸气，使气从涌泉穴经腿内侧抵会阴，上达丹田。然后呼气，使丹田之气再降至会阴穴，静守片刻，呼吸自然。

7）微用意将双目神光移至丹田片刻，以意引气逆时针绕丹田36圈，再顺时针24圈，气聚丹田。稍微休息后擦脸、梳头、鸣天鼓，引气自头部降至足底涌泉穴时即起立，意守涌泉，原地踏步数次即可。

3. 回春助阳法

回春助阳法可用来补肾阳、固腰腹、强身健体，对性欲减退、遗精、早泄、阳痿、前列腺增生等都很有效。通过男性自己的按摩、推拿等简单的方法，来恢复男性的性生理功能，以弥补其日常消耗；帮助维持身体机能的良性运转。

1）仰卧，全身放轻松，调匀好呼吸，排除内心的一切杂念。两手相叠，左手在下，自剑突部位向耻骨联合推摩36次。两手向下推时慢慢呼气，将真气送入丹田，意念随着手掌的推动，体会手下的感应。

2）仰卧，以两手掌自剑突下向腹两侧分推36次。向下分推时慢慢呼气，注意体会掌下的感应。

3）仰卧，两手相叠，左手在下，在脐部左右各旋揉36次，自然呼吸，注意掌下的感应。若触到腹部有硬块，可按住硬块久久按揉，并用意向硬块引气。

4）坐直，以两手示指、中指与拇指对称，在阴茎根部的两侧捏起精索，左右捻动50次。全身放轻松，自然地呼吸，注意两手捻动精索的感应，以略微酸胀、舒适不痛为准。

5）坐直，以右手将阴囊、阴茎一同抓起，虎口朝前，阴茎与睾丸露出在虎口的外面，将其根部握紧。先以左手掌心在左侧睾丸上揉50次，然后用右手掌心在右侧睾丸上揉50次，自然呼吸，将意念集中在揉睾丸的手心。揉的时候手法应轻柔，睾丸以轻微酸胀，舒适不痛为准。

6）坐直，以两手的示指、中指面分别托住同侧睾丸，再以拇指以压其上面，左右搓捻50次，睾丸以轻微酸胀，舒适不痛为准。

7）坐直，以两手示指、中指面托住同侧睾丸，再以拇指指端将睾丸向腹股沟方向顶上去，共3次。向上顶时慢慢吸气、放下时慢慢呼气，两腹股沟处有轻微的撑胀感，但顶的时候压力不可太大。

8）站好，双脚与肩同宽。将备好的沙袋和纱布带放在床上或凳子上，并将纱布带预先结一个活扣备用。然后用一手将阴茎和阴囊一同抓起，再将纱布带的活扣套在阴囊及阴茎的根部扎住，松紧应合适，阴毛留在外面，使孔扣下面的两条纱布带等长。最后把沙袋慢慢放下，约离地 6.6 厘米，前后摆动 50 次。自然呼吸，不可用腹式呼吸。以阴茎与睾丸充血，轻微酸胀，两侧腹股沟有牵引感而不痛为准。

9）站直，双脚与肩同宽，两手握空拳，交替捶打同侧睾丸各 25 次。用力应柔和，不可大力捶击，以睾丸略微酸胀不痛为宜。

10）站直，两脚与肩同宽，以拳背交替捶击腰背部同侧肾区各 50 次。捶击时动作应柔和深透，呼吸要自然。

11）站直，两脚与肩同宽，两手握空拳，放松肩关节和肘关节，以腰的力量带动两手，一手以拳心击胸部，一手以拳背同时击背部肩胛骨下方，左右各 25 次。

12）双脚并立，以手掌按膝上，左右旋扭各 25 次。

13）坐直，两足穿平底鞋，踏在圆木棍上前后滚动 50 次。

14）两手自然地放在大腿上面，静坐片刻，搓揉脸和手，站起来自由活动一下即可收功。

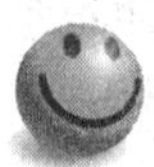

温馨提示：女性头痛易出现性障碍

一项新研究显示，女性如果常发生头痛或偏头痛，较易出现性交疼痛、性欲低落等性行为障碍。

研究发现，在由于头痛而寻求治疗的女性中，90%的女性同时有性功能障碍，还有 29%的女性承认性生活不如意。

发表在最近出版的美国《性医学》期刊上的这项研究称，女性头痛症状越严重，出现性功能障碍的概率就越高。

研究人员指出，头痛患者常伴有情绪失调，易产生焦虑、忧郁等情绪障碍，这会影响性欲和性满意度。再者，如果患者服用治疗头痛的药物，可能会对性功能造成影响，从而使性生活变得更加不顺。

怀孕也需平常心

结婚以后的夫妻，自然就要面临生儿育女的问题，生育孩子将是他们婚姻生活的重要组成部分。可是现实往往喜欢开玩笑，越是想要孩子，怀孕的梦似乎就越难以实现。很多年轻夫妻就在这种焦急的等待中不知不觉被“丁克”了。其实，生孩子本应是一件顺其自然的事……

英国一项最新研究发现，与心情平静的女性相比，过于焦虑的女性更难怀上孩子。如果女方心理压力过大，其怀孕概率就会下降12%。

英国牛津大学的研究人员测试了274名女性的唾液，并分析了应激激素皮质醇和α淀粉酶（肾上腺素水平标志）的水平。所有参试女性年龄为18～40岁，都期盼自己能自然怀孕生子。参与研究之前，没有一名女性尝试怀孕超过3个排卵期，也没有一名女性接受过生育治疗。新研究从每位女性月经周期第6天开始，一直持续到6个月经周期，或者直到女性怀孕。参试女性利用生育监视器（又称“排卵监视器”）识别排卵期，并通过测试证实是否怀孕。结果发现，皮质醇并不会对女性怀孕概率产生影响。但是，在最容易怀孕的日子里（排卵期），α淀粉酶水平最高的女性比α淀粉酶水平最低的女性成功怀孕概率降低了12%。以上结果表明，心理压力明显降低了女性排卵期怀孕的概率。

怀孕也要看“心情”

研究发现，情绪会影响女性的生理功能，如影响排卵及卵子的活动，对精子的接纳等，长期的心理刺激甚至还可能影响到胚胎及胎儿发育。男性消极的心理状况，除了影响自身的生理生殖功能以外，还会使朝夕相处的妻子产生思想负担，从而影响到胎儿的生长与智力发育。因此，受孕之前，夫妻双方的心理状态都必须是良好、稳定、向上的，这样才有利于夫妻早日实现为人父母的希望。

当人体处于良好的精神状态时，精力、体力、智力、性功能都处于比较理想的状态，精子和卵子的质量也高，不仅极易结合，而且受精胎儿素质也好，有利于优生。那么夫妻如何让自己以最佳的心理状态来面对怀孕这件事呢？

首先，夫妻双方应该对生育怀有一定的期盼和向往心理，不能把生育子女当做一种负担和麻烦，而应当看做是一种社会和家庭的责任及应尽的义务。当然也不可给自己太大压力，尤其是在努力了一段时间后依然没有怀孕时，就觉得自己或者另一半无能。建议尽早去医院做些适当的检查，等确定病因后再做具体打算。

其次，夫妻双方在生育问题的认识上应当一致。一旦遇到不孕不育的问题，夫妻双方应该共同面对，互相安慰、鼓励，千万不要互相埋怨和指责，导致夫妻感情不和，这样反而更不利于受孕。

第三，在准备受孕时夫妻双方感情要好，工作要顺心，预计在未来一段时间内也不会有忧愁、烦恼和焦虑的事情发生，比如没有职务升迁、工作调动、失业下岗、临考等精神紧张的事情；如情绪过分紧张，有可能会阻断胎盘和子宫的供血，致使胎儿缺氧。所以，无论心理上还是生理上，都要使孕妇处于良好的状态。

另外，准备受孕的女性应该对受孕后可能出现的不适、不良的反应及将来因育儿而造成工作量的增加要有充分的心理准备，树立战胜困难的信心和勇气。虽然在妊娠的早期会出现不同的不良反应，给身体带来某些不适，但这毕竟是生理现象而不是疾病，通过发挥自身意志力是完全可以克服的。至于育儿过程中工作量的增加，这虽然有些劳累，但是劳累之余也伴随着充满期待的幸福感。

哪些心理阻碍了孩子的到来

临床中会遇到这样的患者，他们因为要孩子心切，精神过度紧张反而婚后长期怀不上孩子。长期忧虑、抑郁或恐惧不安等不良精神、心理因素的刺激，可通过神经传入大脑，影响下丘脑和垂体功能，阻碍激素的分泌，抑制了卵巢的排卵。而且过大的心理压力会引起内分泌紊乱，直接影响胚胎在子宫中着床，从而影响妊娠最终结局。由此可见，心理因素对于女性成功孕育的重要性不容忽视。那么，哪些心理不利于怀孕呢？

1. 压力型

“不孝有三，无后为大”的思想已在中国人的心里根深蒂固。尤其是在一些偏远地区的人，更将之奉为亘古不变的真理。所以对于有些女性来说生儿育女似乎已成了证明自己价值的唯一方式。这种社会现实在无形中给许多不孕女性增加了心理压力。精神压力很大，使卵巢不再分泌女性激素及不排卵，月经也就开始紊乱甚至闭经。在这种情况下，当然也就不太容易怀孕了。

2. 迫切型

很多夫妻为了尽快达到生育的目的，想尽一切办法盲目治疗。我国目前对不孕不育症的综合诊断和治疗尚无统一的规范和标准，特别是对夫妻双方前期的诊断种类和方法很多。有些是常规的，有些则是因人而异的。不孕不育症患者如果没有找到病因，进行对症治疗，而是病急乱投医的话，很容易延误病情，不利于早日怀孕。

3. 伤心型

很多夫妻在耗费了大量的财力、体力、精力之后依然没有如愿，经过多次的失败后便开始伤心绝望，对生育丧失信心，这种心理也是不利于受孕的。所谓希望越大，失望越大，建议不孕不育症患者摆正心态，乐观的对待治疗结果，或许会有意想不到的效果。

4. 恐惧型

有些患者讳疾忌医，怕去医院接受检查，害怕自己被查出患有不孕不育症而无法治愈。这种做法会延误病情。有些东西不是躲避就能避免发生的，不孕不育症患者还是应该相信科学，有病就要去医院接受检查和治疗，以免延误病情。

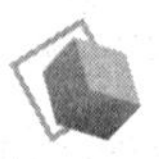

是谁给了不孕不育症患者压力

据深圳都市报报道，一名 28 岁的白领从研发宿舍楼跳下，经抢救无效后死亡。一个鲜活的生命就此画上了句号。自杀真相让人嘘唏，该女子竟然是因为承受不住卵巢早衰无法生育的压力而选择轻生。这个真实的案例背后掩藏的是各种压力对不孕不育症患者的巨大伤害。这种心理压力主要有以下几个来源。

1. 自身压力

来自自身的生育要求。有些夫妻一旦想要有个孩子，便迫切希望怀孕，渴望有自己的孩子，并对哪一月怀孕，哪一月生，属猪属马等问题作了详细计划，并备好了各种育儿设施，对亲朋好友也广而告知。一旦达不到目的，则失望沮丧，焦虑不安，同时怀疑自己是否具有常人的生育能力。在亲朋好友面前也觉得难为情，认为别人看不起自己。其实很多时候都是他们自己的心理作祟。

2. 来自亲朋好友和环境压力

来自身边的亲人、朋友、同事的关心、同情或鄙视。在我国，传宗接代的思想还是根深蒂固地存在于人们心中，尤其是在农村和比较偏远地区。这使不孕不育症患者背负了很大的压力。双方父母的过度关心也是造成不孕不育症夫妻心理压力的一个重要因素。

3. 自身的承受能力

患者对自身疾病有限的心理承受能力也是心理压力的来源之一。患不孕不育症病程长短、病因的不同，治疗过程以及患者本人家庭的社会文化背景都会影响到患者所承受的压力。患者家庭成员的文化水平越低，患者所承受的压力越高。治疗过程中的期待则更易造成心理上的压力，比如接受试管婴儿治疗的患者在胚胎移植后等待结果的两周内，许多患者承认自己非常紧张，甚至影响睡眠与饮食。一旦治疗失败，立即陷入情绪低谷，悲观失望，不能自拔。

不育症患者到底有几多愁

30 岁的韩先生开了一家自己的广告公司，平时工作压力大，应酬繁多，抽烟、喝酒不是他的喜好，却不得不为之。闲下来时，他喜欢去洗浴中心做一下全身保健，蒸蒸桑拿，他把这当作是缓解生活压力的一种方式。到了冬天，他更是把洗浴中心当作了第二个家。只有在那高温的蒸腾中，他才能体会到紧张工作过后的放松。没想到，此后一年，当韩先生与妻子计划要宝贝时，却发现怎么也不能如愿。到医院检查，结果显示韩先生精液中含精量太少，精子活动能力不强。

1. 心理状态影响造精能力

现代医学认为，当大脑皮质处于良好状态时，全身的神经、内分泌功能稳定时，睾丸的生精功能就能正常发挥。如果精神长期处于忧愁、悲伤、压抑、沮丧等不良状态，就会使大脑皮质和内分泌功能失调，睾丸的生精功能发生紊乱。由此可见，不良心理状态可影响男子制造精子的能力。

有关人员研究发现，当男人经常处于沮丧、失落或精神过度紧张时，他们的精子数目会大大减少，甚至完全丧失制造精子的能力。据报道，第二次世界大战中被关押在集中营的男性战犯，检查精液时发现精液量很少，精子活力普遍很低。心理学家研究发现，死囚监狱的男人会完全停止制造精子。压力影响制造精子的能力为何这么大？专家对此解释说，男性如果处于比较大的压力之下，某种激素的数量可能会增加，而这种激素可能会阻碍另一种制造精子的激素产生。很多夫妻结婚多年不孕不育，男性精子数量总是不够，这个时候男方的心理压力往往很大，殊不知这种较强的精神压力更会抑制精子的制造。很多患者就是在这些恶性循环中不知不觉失去了为人父母的权利。

2. 男性，是什么困扰着你

现代化的快节奏生活给男性带来种种心理压力和精神负担，这些压力和负担主要包括以下 6 条。

1）竞争所带来的事业上的压力，担心被别人排挤或压倒，所以要千方百计玩命工作。人际关系紧张，精神负担加重。

2）对家庭的责任感，促使男性有一种硬汉精神，不管多么劳累，作为一家之主，不能先休息，脏活、累活都要干在前头。

3）中年人承上启下，在事业上和家庭中都是顶梁柱。他们不顾惜自己的身体，以为坚韧不拔是男性应有的性格，所以他们往往英年早逝或者发生劳累过度，引起的性功能障碍。在报刊上宣传的英年早逝的典型中大部分都是男性。

4）商品社会中处处讲钱，男性挣钱养家，又要取之有道，只有拼体力或脑力。男性挣不来钱就被看成无能、废物，男性靠女人的钱养活被称为“吃软饭”，让人瞧不起，所以只好豁出健康去干。

5）男性在身体状态不好的情况下，性功能的表现肯定不理想，这本是情理之中的事情，可是男性往往会担心对方认为自己性无能，所以总是千方百计能忍则忍。然而男子汉的性格又决定了他们不善于向别人表露自己内心的真实感受，只好压抑和掩盖自己感情上的痛苦。

6）社会种种矛盾在家庭聚焦、深化，导致夫妻感情磨损。夫妻之间相互抱怨、指责，心理不相容，不能互相理解，从而造成感情裂缝，发生摩擦，这种精神方面的抑郁会对生殖系统功能产生抑制，妨碍了生精功能的正常发挥。有的再婚夫妻，本来一方或双方过去有生养史，再婚后由于感情不和或者精神不愉快，从而造成长期不孕不育。

如何为不孕女性扫除心理障碍

其实，细心观察不难发现，有不少不孕不育夫妻怀孕只是“无心插柳”的结果。可见，平常心对于成功受孕还是有帮助的。然而，不孕不育的夫妻大多会到男科、妇产科、生殖内分泌科等就诊，很少主动去看心理科。专家认为，心理因素也会影响不孕不育症的常规治疗，积极接受心理治疗可能会有助于不孕不育者的尽快怀孕。

不孕不育专家认为，有些不孕不育症的生理原因可能是次要的，而心理因素才是主要的，一旦排除心理障碍，很快就能达到受孕的目的。由于精神情绪的变化可影响受孕，反之不孕不育症也可导致精神情绪变化。如不孕不育症夫妻得不到心理治疗和不能控制自身感觉和情绪，则将导致不孕不育症的恶性循环。

对于女性不孕症患者，社会和家人要多给予关心，了解她们的心理，长辈不要过于关心，以免无形中给她们增加精神负担，这样更不易怀孕。对于有思想负担的不孕症患者更应该从焦虑中走出来，调整心态，打破恶性心理循环，以积极的心态配合治疗，才能顺利达到怀孕目的。

不孕不育专家建议有关医疗机构实施或加强对不孕症患者的心理治疗。一方面缓解患者的压力，提高她们对挫折的心理承受能力，提高应对技巧从而减轻其情绪反应，改善家庭生活质量；另一方面，向不孕不育症夫妻提供足够的信息，提供医疗咨询，指导就诊程序，旨在为不孕不育症患者创造更多的受孕机会。并向社会各界呼吁转变世俗观念，尊重、体谅女性不孕症患者，帮助她们重获信心，减轻她们的心理压力，尽可能避免她们因激烈的情绪波动、心理压力引起的内分泌紊乱，使她们以良好的心理状态接受治疗，提高她们的有效妊娠率。

男性不育症的心理疗法

男性不育症的心理疗法实质上就是精神疗法，是指医生在与患者的相互交谈中，通过言语、表情、行为的影响，改变患者的情绪，减轻或消除其精神症状，使其树立战胜疾病的信心，从而达到治愈疾病的目的。

在生活的节奏加快和社会压力加大的情况下，一些男性的个性受到压抑，加上角色的特点，当男性得不到社会的理解和关爱时心理压力就会越来越大。对于此类型的男性不育症的治疗方法，要给予心理上的安慰，让男性不要有太大的心理负担。

1. 科学诱导法

在详细了解患者的病史后，应当向男性不育症患者介绍疾病产生的原因，疾病的轻重，说明疾病的发展、治疗的情况以及性知识，让患者了解有关性欲、勃起、射精、性欲高潮、性生活时间及频率和应注意的问题。这样既有利于患者对自身疾病的了解，消除精神紧张状态，又能配合医生做自我调理，有益于治疗男性不育症。

2. 情绪激励法

喜悦的心情有益于人们的身体健康。反之，过分的悲哀、心情抑郁是会损害身体的。因此，通过发自肺腑的感人言语，使患者心情舒畅，情绪高涨，怡悦开怀，情志如意，消除抑郁、悲哀等不良情绪，有助于治愈男性不育症。

3. 注意力转移法

设法把男性不育症患者的注意力转移到其他方面去，使其树立坚定的信念，把精力用于工作、学习和生活，以减轻病情或使疾病转向痊愈。男科专家表示，男性不育症的患者，由于精神负担过重，心情焦虑，常多将注意力集中在疾病上面。怕病情变重，担心不易治愈，整天围绕着疾病胡思乱想，陷入苦闷、烦恼和忧愁之中，甚至紧张、恐惧，惶惶不可终日，从而使自己的精神压力加重，难以自拔，不利于治疗。对于这类患者，应以宽慰、放松的言语来诱导，使其转移、分散对疾病的注意力。这样，就能加快男性不育症治愈的进程。

4. 耐心释疑法

有些性功能障碍患者，由于初次或偶尔性生活失败后，就疑心重重，怀疑自己的能力。这种不良情绪使其恐惧、担忧反复持久，就容易导致性功能障碍。对此，应针对男性不育症患者的思想负担，通过行之有效的方法，解除患者不必要的猜疑，帮助其去掉思想包袱，达到心理治疗的理想效果。

面对怀孕，你准备就绪了吗

从少女到妻子，从为人女到为人母，所有的变化都是女性一生中所要经历的过程。每个成年女性都渴望有一个健康活泼的小宝宝，但是孕育小生命是一个漫长而又艰辛的过程，需要慎之又慎。从准备怀孕起，未来的妈妈们便要做好充分的心理准备，以随时迎接新成员的到来。

1. 掌握孕育知识

要学习和掌握一些关于妊娠、分娩和胎儿在宫内生长发育的孕育知识，了解如何才能怀孕及妊娠过程出现的某些生理现象，如早期的怀孕反应，中期的胎动，晚期的妊娠水肿、腰腿痛等。

2. 树立生男生女都一样的观念

对于这一点，不仅是准妈妈本人要有正确的认识，而且应成为家庭所有成员的共识。特别是老一辈人要从“重男轻女”的思想中解脱出来，给予子女更多的鼓励和关心，解除孕妇的后顾之忧。

3. 保持乐观稳定的情绪状态

夫妻双方要尽量放松自己的心态，及时调整和转移所产生的不良情绪，如夫妻经常谈心，共同欣赏音乐、必要时还可找心理医生咨询，进行心理治疗。

4. 保持良好的生活方式

要注意适当休息，除保证晚上有充足睡眠外，白天也要有一定时间的短暂睡眠，特别是午休。饮食要清淡而又富有营养，增加蛋白质、维生素及矿物质（如钙、磷、铁、锌）等营养物，保证膳食营养更合理。夫妻双方都要戒烟、戒酒。

5. 了解体育活动对调节心理状态的积极意义

适当参加体育锻炼和户外活动，放松身心。可根据自身实际情况，选择适宜的运动，尽可能多做些户外活动，这样有利于血液循环和精神内分泌的调节，还可放松紧张与焦虑的心态。积极的体育活动能振奋精神，最终有利于妊娠以及孕期胎儿正常的生长发育。

6. 要做好怀孕以后出现妊娠反应的心理准备

怀孕是一件既幸福又痛苦的事，很多准妈妈在怀孕期间会出现严重的孕吐，这些都是正常的生理反应。育龄女性在准备怀孕前对此一定要有正确的认识。

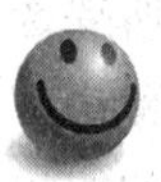

温馨提示：韩国单身女性流行冷冻卵子

现代韩国人结婚年龄越来越晚，越来越多的单身女性将卵子冷冻起来，准备将来想要怀孕时使用。

据报载，仅韩国一家综合医院的“卵子银行”就已经储存了 107 位女性的卵子，包括 36 名计划结婚的女子。报道称，以前冷冻卵子的大部分是那些被诊断出患有癌症或白血病的女子，因为她们担心化疗过程会损害卵子。但是现在许多单身女性将卵子冷冻储存起来，以免晚婚后因为年龄太大生下不健康的孩子。医院有关人士称，咨询冷冻卵子的女性大多经济情况不错。

多囊卵巢综合征与不孕

多囊卵巢综合征患者在育龄女性中的发病率为5%～10%，其导致的不孕占无排卵性不孕的30%～60%。多囊卵巢综合征是终身性的疾病，因此当出现月经不调、不明原因的肥胖、多毛等症状时就应警惕是否患上了多囊卵巢综合征。

31岁的钱女士身高162厘米，体重80千克，体型丰满。她结婚3年，却一直没能如愿怀孕。后来她来到一家生殖中心求助。检查发现，钱女士的雄性激素明显偏高，两侧卵巢排出卵泡数异常，腰臀比超标，是典型的腹部型肥胖，确诊为多囊卵巢综合征。医生要求其减肥。钱女士非常心烦，多年减肥无效，如今一提减肥就头疼。除了减肥，多囊卵巢综合征就治不好了么？

据专家介绍，多囊卵巢综合征是因为月经调节机制失常所产生的一种综合征。临床表现为月经稀发或闭经、多毛、肥胖和不孕等一系列症状，双侧卵巢呈囊性增大。该病5%～10%的患者，仅靠减肥就能痊愈，但大部分人还是得用药并减肥。

多囊卵巢综合征如何自诊

一位患者自述：这两年我发现自己是越来越胖，从3年前的“小腰精”变成了现在的“大腹婆”。随着体重肆无忌惮的上升，我的月经周期也开始猖狂起来，要不几个月不来，要不一来就不肯走了，我的生活规律完全被它打乱了。更郁闷的是，我发现我最近还长起了小胡子。朋友提醒我说，我可能得了多囊卵巢综合征(PCOS)。多囊卵巢综合征可以自诊吗？

多囊卵巢综合征主要由无排卵和雄激素过多症引起，患者可以根据这些临床症状进行自诊。临床主要表现如下。

1. 肥胖

约半数患者有此表现，与雄激素过多、未结合睾酮比例增加及雌激素的长期刺激有关。

2. 月经失调

初潮后出现月经稀发、继发性闭经及无排卵性宫血。

3. 双侧卵巢增大

通过腹腔镜直视卵巢增大；通过腹腔镜直视卵巢或B超显像检查可确

定卵巢的体积。比正常卵巢大1～3倍，包膜厚，质坚韧。

4. 多毛

体毛丰盛，阴毛呈男性分布，油性皮肤、痤疮，系雄激素集聚所致。

5. 不孕

婚后伴有不孕，主要由于月经失调和无排卵所致。

6. 黑棘皮症

即颈背部、腋下、乳房下和腹股沟等处皮肤出现对称性灰褐色色素沉着，如天鹅绒样、片状角化过度的病变。

多囊卵巢综合征常见于青春期及生育期女性，月经毫无规律，周期为3～6个月或一年不等，少数人月经量过多或有不规则出血。多囊卵巢综合征患者常会出现小痘痘，主要分布在面部、乳房周围、下腹部等。另外，受雄激素刺激，腋毛、阴毛、四肢的毛发增长，多毛发生率约占18%，而痤疮发生率则有60%。肥胖并伴有月经异常的女性更要警惕多囊卵巢综合征。有关专家近日提醒说，如果没有大吃大喝你的体重依然无法控制的增加，并且月经几个月才来一次或干脆闭经，还长了许多小痘痘，那么你有可能已经患上了多囊卵巢综合征。尽管多囊卵巢综合征经常恋上年轻女孩子，但是得了这种病也不用害怕。注意减肥，降低体重，进行体育锻炼，适当控制饮食都是必要的，服用对症的药物常可缓解症状。如果要生小孩子的话，那么在腹腔镜下或开刀切除或刺破小卵泡就可改变雌激素水平促进排卵，顺利怀孕。

多囊卵巢综合征的家族遗传性

李女士今年42岁，已经是两位女儿的妈妈了。因为肥胖、毛发异常增长和月经不调等问题去医院做检查。结果显示。李女士患上了多囊卵巢综合征。令李女士想不到的是，主治医生竟然告诉她，要警惕她的两个女儿以后也患上多囊卵巢综合征。难道多囊卵巢综合征也具有遗传性?

不孕不育专家解释道，多囊卵巢综合征具有家族遗传倾向并不是危言耸听，是有一定的事实依据的，但是其基因模式还不是很清楚。研究结果表明，如果母亲患有多囊卵巢综合征，则女儿患有此症的可能性比常人高出50%。

对于这种结论，相关人员也做出了一定的解释。这可能和过量胰岛素有关。几十年来，多囊卵巢综合征的准确病因一直是科研人员没有搞清楚的。但最新研究显示，过量胰岛素生产可能是多囊卵巢综合征的关键因素。临床上也不难发现，严重超重的多囊卵巢综合征的患者，绝大多数都有一种细胞信号机制控制工作不力的胰岛素。因此必须有较高水平的胰岛素达到正常的反馈水平。多囊卵巢综合征中过量的胰岛素会刺激卵巢，从而产生过多雄激素。所以患有多囊卵巢综合征的女性比正常女性会生产出更多的雄激素。过量雄激素和多囊卵巢综合征造成的其他激素紊乱就导致排卵过程的消失、毛发异常增生、油性皮肤及心血管病多发、胆固醇上升、子宫内膜癌等。患有多囊卵巢综合征的女性，其生育力明显下降，主要是因为排卵过程罕见而且无法预测。

研究显示，患有多囊卵巢综合征的很大一部分女性都有其他家庭成员有成年始发糖尿病，而事实上，多囊卵巢综合征相关的异常胰岛素指令机制与成年始发的糖尿病的基本成因十分类似。许多科学家认为，多囊卵巢综合征属于胰岛素问题的同一个型谱，多囊卵巢综合征处在这个型谱的轻微范围内，而成年始发的糖尿病则处在这个型谱的严重范围内。

科学家还指出，多囊卵巢综合征的家族遗传可能会出现在患多囊卵巢综合征的女性的儿子或兄弟身上。男性没有卵巢，所以这种多囊卵巢综合征的遗传问题会在患者的儿子或兄弟当中出现过早脱发的问题，而且发病比例不亚于患者的女性家庭成员。这些受影响的男性往往在30岁以前便出现秃头现象。而多囊卵巢综合征的其他迹象，比如毛发增多等却没有在男性身上出现，因为他们的身体会自然分泌出相当高的雄激素。

减肥——多囊卵巢综合征的有效治疗方法

对于患有多囊卵巢综合征的肥胖女性来说，减肥治疗是相对有效且切实可行的方法。一般的多囊卵巢综合征的患者只要减轻体重的5%～10%就足以使排卵过程和月经周期恢复正常。

过度肥胖会触发多囊卵巢综合征，因为胰岛素水平升高到一个临界点后，就会刺激卵巢制造更多雄激素，自然会影响正常的月经周期。过量胰岛素是相当有力的一种激素，会鼓励人体进行更多的脂肪储藏。这就导致一个恶性循环，体重增大会刺激胰岛素的增多，而过量脂肪会刺激胰岛素水平的提升。所以对于患有多囊卵巢综合征并且比较肥胖的人来说，减肥很难，但很有必要。

美国糖尿病协会提供的饮食方案或许是多囊卵巢综合征患者减肥的一种极好的选择，那就是低糖类、高蛋白饮食。

虽然，糖类是人体主要的能量来源，但是多余的糖类摄入就会变成脂肪。如果饮食中摄取的热量不足，人体就开始分解存储的脂肪作为能量来源。生活中的糖类来自于面包、生面团、水果、含淀粉的植物以及任何含糖的食物。糖类经消化后，人体很快就将它们分解成糖分储存起来。

低糖类、高蛋白饮食会限制人每天摄入的糖类总量。这些饮食方案之所以能够起作用，是因为没有了糖类，且总热量减少以后，人体就被迫分解存储下来的脂肪以获得能量。另外，胰岛素激素水平也受到压抑。在许多人身上，这就导致较快的体重损失。这看起来是一种较快的减肥方法，超过一般性的低热量饮食方案，因为缺少糖类热量——人体最喜欢的一种燃料，会导致脂肪发生更有效的分解。

患有多囊卵巢综合征的大多数女性都有较高的胰岛素水平。胰岛素从胰腺里分泌出来，主要是要回应糖类。减少了糖类，或者使糖类与其他食物结合起来(蛋白或脂肪)以后，患多囊卵巢综合征的女性就能十分有效地降低其胰岛素水平。这些低糖类、高蛋白的饮食除了是快速减肥的好办法以外，在这些女性的胰岛素水平下降以后，也是快速恢复其正常卵巢功能的好办法。胰岛素直接和间接地刺激睾丸酮在卵巢中的生长。一些女性也许还会发现，使用这些饮食方案后，她们的痤疮和烦心的毛发增长也有所减缓。

我们在下面提供了一份饮食样本，供一天食用，这样就可以看出低糖类和高蛋白饮食看起来是个什么样子。请注意，糖类并没有从食物中完全剔除，而这个样本是从一份限制相当严格的食谱中选出来的。不过这些低糖类、高蛋白的饮食方案，对于身体不好的女性也许不安全，包括患有肾病的女性。

早餐：杂拌奶酪鸡蛋、熏肉、多维素、一小玻璃杯橙汁(或葡萄汁)，另加一大杯水。

午餐：主厨色拉、一大杯水或无糖饮料。

小吃：煮蛋、奶酪、牛肉干、泡菜或花生、一大杯无糖饮料。

晚餐：一大块牛排、蔬菜色拉，别的蔬菜（例如：芦笋、蘑菇、花菜、甜椒、西葫芦、黄瓜——这里面都要放很多黄油）、无糖鱼胶加 1/2 杯草莓、一大杯无糖饮料。

有些患多囊卵巢综合征的女性，其 BMI 处在正常范围内，但月经却不规则。对于她们来说，减肥用的饮食疗法也许并不是有效的办法。但是，摄取经过改进的高蛋白、低糖类饮食，其意图是要降低胰岛素水平同时又保持体重，这样可能会产生效果。

中西医治疗多囊卵巢综合征

越来越多的人开始被多囊卵巢综合征所困扰，不管你有没有生育的需要，及时治疗多囊卵巢综合征还是很有必要的。治疗多囊卵巢综合征的方法主要包括药物治疗、手术治疗和中医药治疗 3 种。

1. 药物治疗

（1）抗雄激素疗法　用于治疗雄激素过多症。

1）口服避孕药，是一种简单和相对安全的方法。

2）联合运用雌孕激素：用炔雌醇 0.05 毫克和醋酸氯羟烯孕酮 100 毫克，每日 1 次，每月口服 3 周，可减少游离睾酮而发生疗效。

3）联合运用口服避孕药和糖皮质激素：用避孕药同时服地塞米松每日 0.75 毫克，连续 3 个周期。适用于睾酮水平和硫酸脱氢表雄酮均升高者，但要警惕糖皮质激素的潜在危险。

（2）促排卵治疗　目的是恢复排卵和月经，促使发生妊娠。

1）克罗米芬，是治疗多囊卵巢综合征的首选药物。此药通过与雄激素竞争受体，解除雄激素对下丘脑的负反馈，使下丘脑释放促性腺素释放激素(GnRH)，刺激垂体分泌促卵泡激素(FSH)和黄体生成素(LH)，促使卵泡发育。是一种简单、安全、有效的促排卵药。一般在用药后 7～8 天排卵，为提高排卵率和妊娠率，可采用以下措施：①加用雌激素。在克罗米芬用药第二天起，每天加服炔雌醇 0.05 毫克，连用 7 天，使宫颈黏液变稀薄，有利于精子通过。②加用绒毛膜促性腺激素，在 B 超监护下，待卵泡成熟后肌内注射促绒毛膜性腺激素(hCG)5 000～10 000 单位。③加用地塞米松：适用于硫酸脱氢表雄酮水平高，单用克罗米芬不能排卵者，加服地塞米松 0.25～0.5 毫克/天，共 7 天。

2）人绝经期促性激素，常用促性激素——绒毛膜促性腺激素疗法。不过应用人绝经期促性腺激素时容易并发卵巢过度刺激综合征。

3）促性腺激素释放激素：现在多主张用促性腺激素释放激素做治疗，大约 8 周时间达到垂体去敏感状态，导致促性腺激素呈低水平，继之性腺功能低下，此时再给予促性腺激素释放激素脉冲治疗或运用人绝经期促性腺激素及绒毛膜促性腺激素，可达到 90%的排卵率。

2. 手术治疗

药物治疗无效时，可行双侧卵巢楔形切除术。将卵巢切除 1/3 的组织，用 2－0 肠线或可吸收线缝合。卵巢楔形切除后，雌激素水平暂时下降，通过反馈作用使 FSH 分泌减少，LH/FSH 比值降低，从而卵泡发育成熟并排卵。促排卵药物出现后，卵巢楔形的切除的采用减少，目前逐渐被腹腔镜手术所替代。腹腔镜手术以其手术简单，并发症少的优点已被越来越多的多囊卵巢综合征患者所接受，包括电灼术、多点穿刺术或激光打孔术。但要注意避免损伤卵巢门附近的结构，更要避免损伤卵巢系膜的血管，影响卵巢的血液供应，并做好防止粘连的措施及术后监测排卵。

3. 中医中药治疗

气血是机体的物质基础，脏腑是气血生化之源，起着分管血的生成，统摄与运行，调节血和气的平衡作用。气是血液的原动力，就女性而言，血是月经的物质基础，如果脏腑功能失调，气血流通就会受到影响，累及血海功能，则可导致各种妇科病的发生。中医中药治疗此病是从整体观入手，疏肝理气，扶正固本，活血化瘀，软坚散结，清热解毒，全面调节内分泌使气行血活，活跃脏腑，经络为本，气血为用。下面就介绍几种治疗偏方。

（1）肾气亏损

症状：月经初潮晚，月经后期量少，渐至闭经，或多毛，形寒肢冷，嗜睡乏力，腰膝酸软，大便溏薄，带少清稀。舌苔薄白，舌质淡胖，脉细滑。

方药：金匮肾气丸合启宫丸加减。熟地黄 12 克、山茱萸 12 克、石菖蒲 12 克、当归 9 克、川芎 9 克、穿山甲片（代）12 克（先煎）、续断 12 克、菟丝子 12 克、仙茅 12 克、巴戟天 12 克、香附 9 克。

(2) 痰瘀阻滞

症状：月经后期量少，继发闭经，肥胖多毛，腰膝酸软，经期延迟，经血暗紫不畅，身重，目眩。胸闷纳差。舌苔薄白腻，脉弦滑。

方药：苍附导痰汤加减。苍术 12 克、香附 9 克、茯苓 12 克、姜半夏 9 克、石菖蒲 12 克、皂角刺 12 克、仙茅 12 克、当归 9 克、川芎 9 克、青礞石 15 克(先煎)。

加减：双侧卵巢增大，包膜厚者，加大贝母 12 克，智南星 12 克；若性情抑郁，乳房胀痛者加郁金 9 克，露蜂房 12 克，淫羊藿 12 克。

(3) 肝郁痰热

症状：月经失调，经前乳房胀痛或痛经，肥胖，多毛，皮肤粗糙。面部痤疮，溢乳，口渴咽干，喜冷饮。苔薄白，脉弦。

方药：丹栀逍遥散合越鞠丸加减。牡丹皮 9 克、柴胡 9 克、当归 9 克、赤芍 9 克、白芍 9 克、茯苓 12 克、法半夏 8 克、皂角刺 12 克、夏枯草 9 克、天竺黄 12 克、海浮石 15 克、苍术 10 克、制香附 10 克、炒栀子 12 克。

加减：如伴口干、多饮、便秘方用龙胆泻肝汤加减，如头痛头晕、耳鸣、腰酸、手足心发热、乳房胀痛、月经失调，可用知柏地黄丸加减。

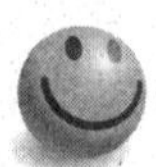

温馨提示：不孕女性新疗程实验证明可行性

据《新民晚报》报道，日本圣玛丽安娜医科大学教授石塚文平率领的研究小组成功开发出一种治疗女性不孕症的新疗法，并已通过实验证明其可行性。

石塚文平的研究团队与美国斯坦福大学研究人员合作开展临床研究，从 17 名患有早期闭经症状女性体内取出卵巢组织冷冻，待患者身体条件允许后，再将卵巢组织解冻并放在特殊培养液中培养，两天后移植回患者输卵管。卵细胞在多名闭经已两三年的 35～45 岁患者体内顺利生长，最终成功取出成熟卵子。

研究小组表示，准备今后根据患者的身体情况进行体外授精，然后将胚胎移植到子宫。

育龄女性如何告别输卵管不畅

输卵管有“生命通道”之称，是女性生殖系统的重要组成部分，长8～15厘米，最细处直径仅为0.5毫米，承担着输送受精卵到宫腔内正常着床受孕的重要任务。但是，由于生殖道感染等多种因素影响，近年来，输卵管粘连、输卵管阻塞或者输卵管扭曲等情况频繁发生，由此带来的女性不孕屡见不鲜。

何女士今年36岁了。28岁结婚，两年没有怀孕。后来去医院检查，医生认为可能是何女士20岁时做过一次人流手术，因此造成细菌感染。最后何女士被确诊为输卵管不通。几年来，何女士花了很多钱接受中药治疗也未愈。后来去另一家医院检查是双侧输卵管伞部粘连。由于担心治疗费用太高和医院不可靠，何女士至今没有再接受治疗。现在年纪这么大了还没有一个小孩很是遗憾，非常期望能生个可爱的小孩，拥有一个完整的家。

在传统的不孕不育症治疗中许多患者都抱怨：过去的治疗中明明输卵管疏通了为什么迟迟不怀孕呢？专家就此指出，传统治疗的目的始终在于病变部位的康复而没有真正关注过孕育环境的状况。任何孕育器官的病变都不是独立存在的，它必然是源于孕育链上其他器官以及病体本身的不协调或者病变。如果单一解决病灶而不注意大环境变化的话，结果只是病灶消除了，怀孕依然不成功。以我国为例，由于传统的输卵管性不孕治疗技术相对落后，治愈率极低，因此导致了我国患有输卵管性不孕的患者逐年增加，给我国人口孕育发展带来了一定的影响。更有国外媒体指出，在中国对输卵管堵塞和输卵管粘连这两种疾病治疗估计有六成以上的误诊率！

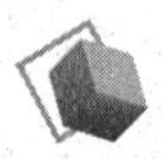

是谁阻挡了卵子的去路

输卵管在女性的体内为一段不算很长的管道，却为卵子受精、受精卵的早期发育提供了良好的微环境。而在现实中有许多因素可能影响到输卵管的结构与功能而致不孕，或者受精卵被迫留在输卵管内发育形成宫外孕等。常见的能够阻挡输卵管通畅的原因有以下几种。

1. 输卵管先天性不足

输卵管先天性不足临床上比较少见，不易被发现。首先因为常与生殖道先天畸形同时存在而被忽略；其次是深藏在盆腔侧方。但是它却很容易导致卵子、精子以及受精卵在其中不能正常通行，从而导致不孕。

输卵管先天性发育不全包括单侧或双侧输卵管畸形、伞端发育不良、伞端缺口畸形、先天性输卵管过细或没有管腔、先天性输卵管过长导致多处扭曲或形成梗阻、先天性输卵管过短、先天性输卵管管腔闭锁等。

2. 输卵管炎症

近年来,因输卵管炎症所导致的不孕症发病率呈明显增高的趋势。据国内外研究证实,解脲支原体是影响人类生殖道健康的重要病原体之一,它可造成女性输卵管的粘连和阻塞及子宫内膜炎,导致不孕不育。解脲支原体所致的急性输卵管炎,一般由子宫内膜向上蔓延,首先表现为急性输卵管内膜炎,输卵管内膜肿胀、间质充血、水肿及大量白细胞浸润;若输卵管伞部粘连闭锁时可形成输卵管积脓,由于急性输卵管炎未得到恰当治疗或治疗不彻底可转为慢性炎症。输卵管炎因病变部位、程度不同可分以下几种类型。

(1) 慢性间质性输卵管炎　由于长期炎性病变,输卵管壁间结缔组织增生纤维化,使管壁增厚变硬,管增粗管腔阻塞不通。输卵管纡曲常与卵巢性粘连于阔韧带后叶,难以分离。

(2) 峡部结节性输卵管炎　这是慢性炎症的一种病变,峡部结节性增粗变硬肌层肥厚,输卵管内膜腺上皮侵入肌层中,病变致峡部阻塞不孕。

(3) 输卵管积脓　表现为管壁厚、管明显增粗,管腔内含有黏稠的脓液,内膜苍白黏膜皱襞减少或消失。可同时合并卵巢脓肿粘连,与阔韧带及子宫后壁粘连。

(4) 输卵管积水　由于慢性感染致伞部粘堵,输卵管液及炎性渗出物积聚于壶腹部,峡部壁厚腔狭细;若再有粘连堵塞,则管中积液难排,不易吸收形成胆囊形积液。与邻近组织无粘连或轻度粘连。

(5) 结核性输卵管炎　结核菌所致的输卵管炎常呈肉样输卵管,可见到各种类型的慢性炎症改变,如溃疡、干酪型、粟粒结节型、峡部结节型、单纯肥大型炎变、可查到结核杆菌或病理检查找到结核结节特有改变,可有全身结核病的表现。许多输卵管不通的患者无明显的临床症状,常因结婚多年不孕到医院检查,经输卵管通液或碘化油造影时发现后确诊。

(6) 输卵管周围粘连　慢性盆腔炎症、急性化脓性阑尾炎、急性输卵管炎等均可导致输卵管与其周围发生粘连,致使输卵管发生扭曲、折叠,导致管腔不够通畅或完全阻闭。特别是输卵管伞端发生粘连后,使其伞端的输卵管入口减少或完全闭塞，造成输卵功能丧失导致不孕。这种病的诊断非常困难。对久治不愈的不孕症患者来说，如果曾经有过慢性盆腔炎、急性化脓性阑尾炎、急慢性输卵管炎的病史，应该考虑输卵管周围粘连的这个诊断。

3. 输卵管痉挛

输卵管痉挛不是一种病，而是输卵管一种功能性变化。它可导致输卵管管腔狭窄或者闭塞，就像我们比较熟悉的胃肠痉挛一样。引起输卵管痉挛常见的原因：盆腔的慢性炎症、自身的变态反应、输卵管壁平滑肌应激性过敏。也有人认为是婚后未能按时怀孕，思想情绪紧张导致输卵管痉挛状态。

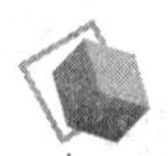

输卵管不通的检查方法

从临床诊断情况来看，60%以上的不孕患者在做输卵管检查时，均存在着输卵管不通或通而不畅的情况。据了解，输卵管虽然很细，但却在女性生育功能方面起着重要作用，是精子和卵子结合以及受精卵运行的交通要道，一旦发生堵塞，将直接影响女性受孕功能。近年来，由于不安全人流、宫腔手术等因素，引发感染导致输卵管发生粘连、积水和阻塞的现象很常见。那么对于输卵管不通的不孕患者该做哪些检查呢？

1. 输卵管通液试验

阴道常规消毒，将子宫导管轻轻插入宫颈管内，然后经子宫导管注入温度在 12～15℃的无菌生理盐水 20 毫升，注入时无阻力或无盐水从宫颈外口溢出，患者也无不适感觉，表示输卵管通畅；反之则表示不通。这种方法简单易行，但不能确定梗阻的部位。

2. 输卵管通气试验

在 X 线机下，常规消毒阴道，将子宫导管轻轻插入宫颈管内，然后经子宫导管将 50 毫升空气慢慢注入，注入时阻力不增加，宫颈外口周围漏气不明显，X 线透视如下腹部可见游离气体出现，则表示输卵管通畅；反之则表示不通畅。

3. 输卵管造影术

步骤同方法 2，将 50 毫升空气换成 50%乏影葡胺 20～30 毫升，在 X 线透视下观察造影剂是否在盆腔出现，可以定位拍片，记录真实情况。如输卵管全部显影，盆腔内可见散在的造影剂出现，则表示输卵管通畅；反之，则表示输卵管不通畅。

4．输卵管插管造影术

在宫腔镜指引下，将两条成人用硬膜外麻醉导管分别插入左右的输卵管内，深度不一定很深，插入3～5厘米，然后分别注入10～15毫升的50%乏影葡胺，在X线透视下观察盆腔是否有造影剂，可以拍片定位，结果分析同方法3所述。

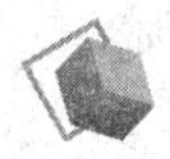

输卵管不仅要通还要畅

程女士多年未孕，之后到医院做了输卵管造影，X线诊断：子宫无异常，结果是左侧输卵管通而极不畅，右侧通而不畅。程女士很奇怪，自己没做过什么流产手术，也没有感染什么妇科炎症，怎么会输卵管不通呢？

1．输卵管通而不畅的原因

造成输卵管通而不畅或功能障碍的原因主要是急、慢性输卵管炎症。输卵管炎症是如何引起输卵管通而不畅的呢？

1）输卵管周围炎症病变主要在输卵管的浆膜层，常造成输卵管周围粘连，输卵管扭曲，管腔狭窄，管壁肌蠕动减弱，影响受精卵的运行。淋菌及沙眼衣原体所致的输卵管炎常累及黏膜，而流产或分娩后感染往往引起输卵近端堵塞或通而不畅或输卵管周围炎。

2）结节性输卵管峡部炎是一种特殊类型的输卵管炎。该病变系由于输卵管黏膜上皮呈憩室样向峡部肌壁内伸展，肌壁发生结节性增生，使输卵管近端肌层肥厚，影响其蠕动功能，造成输卵管通而不畅。

3）输卵管炎还可由于输卵管周围器官或组织炎症而继发，尤其是在输卵管伞部或卵巢周围形成炎症粘连，使输卵管伞部部分梗阻，甚至不能将排出的卵细胞吸入输卵管内与精子相遇导致不孕。

因此，曾患有附件炎、化脓性阑尾炎、结核性腹膜炎、肺结核、子宫内膜异位症的患者，有过不全流产、药物流产、人工流产术后发热、腹痛和产褥感染的患者，淋病等性病患者以及有输卵管畸形的患者，均有可能出现输卵管通而不畅。

2. 输卵管通而不畅，怀孕概率非常小

输卵管通而不畅一直以高发病率跃居女性不孕症的首位，这也成了女性成功受孕的杀手之一。但临床上也不乏这样的患者：输卵管通而不畅，或者只是一侧通畅，可还是能顺利怀孕生子。对此妇科专家解释，输卵管通而不畅，不会直接导致女性不孕，只是怀孕的概率非常小，但对女性的危害比较大。

(1) 宫外孕　正常情况下，输卵管通过纤毛的摆动及输卵管平滑肌的蠕动，把受精卵输送到宫腔，而当输卵管不畅时，受精卵则无法到达宫腔而停留在输卵管等部位生长，形成宫外孕。宫外孕的产生会造成体内大出血，引发休克，甚至危及生命。

(2) 不孕　输卵管的正常功能对受孕有着极重要的作用，它可以捕捉从卵巢排到腹腔成熟的卵子，并提供精子上行的通道，使精子在输卵管壶腹与卵子相遇受精。如果输卵管发生积水，精子无法到达与卵子相遇的地方，从而导致无法受孕。

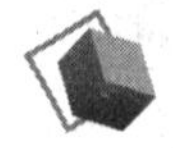

如何为卵子铺平前进的道路

输卵管的疾病是不孕的重要原因，占不孕原因的25%以上，其中阻塞又是最常见的，是引起女性不孕的主要原因之一。那么如何打通卵子前进的道路呢？

1. 中药疗法

中医药通过活血化瘀，结合临床分型，可以促进炎症和粘连的纤维组织松解，对治疗输卵管粘连，促进输卵功能具有良好的作用。

(1) 肝郁气滞

主症：月经错后，经量时多时少，色紫夹块，经前乳胀，经行腹痛，经间期小腹两侧串痛，舌质偏暗，脉弦涩。

方药：柴胡10克，枳实10克，桃仁10克，红花10克，当归12克，制香附12克，赤芍15克，王不留行15克，路路通15克。

用法：每天1剂，水煎2次，分2次口服。

(2) 邪毒内侵

主症：月经先期或闭经，经行量多或淋漓不断，带下色黄或腥臭，小腹疼痛，性生活时加剧，舌质偏红，苔黄腻，脉细数。

方药：连翘20克，银花20克，丹参20克，紫花地丁15克，野菊花15克；茺蔚子15克，半枝莲15克，生蒲黄10克，五灵脂10克，生甘草10克，三棱12克，参三七6克。

用法：每天1剂，水煎2次，分2次口服。

（3）脾肾阳虚

主症：体态丰腴，月经错后或闭经，经色淡红，经量偏少，带下有味而多，性欲淡漠，舌质胖，苔薄白，脉弦或滑。

方药：川桂枝10克，赤茯苓12克，车前子15克，琥珀4克，海藻15克，昆布12克，淫羊藿10克，葫芦巴10克，赤芍15克，水蛭6克，通草6克，皂角刺30克。

用法：每天1剂，水煎2次，分2次口服。

（4）肝肾阴虚

主症：形体消瘦，骨蒸潮热，或有盗汗，月经先期或闭经，量少色红，小腹疼痛，时缓时重，舌质偏红，脉细数。

方药：菟丝子15克，枸杞子15克，覆盆子15克，阿胶（烊化）10克，赤芍15克，夏枯草15克，王不留行15克，生地黄12克，熟地黄12克，地骨皮12克，川楝子12克，玄参10克，穿山甲10克，紫丹参20克。另吞服小金丹，每次2丸，每天3次。

用法：每天1剂，水煎2次，分2次口服。

（5）气滞血瘀

主症：久婚不孕，输卵管不通，小腹胀痛，胸胁、乳房胀痛，腰酸，舌暗淡或有瘀斑，脉细或细弦。

方药：当归15克，丹皮10克，茜草15克，三棱15克，莪术15克，路路通10克，香附10克，陈皮10克，川郁金15克，柴胡12克，桃仁10克，红花10克。

用法：每天1剂，水煎2次，分2次口服。

（6）湿热下注

主症：输卵管不通，腰部、两侧下腹疼痛，伴手足心热，头痛，恶心，小便频数，白带量多，色黄味臭，舌质暗红，脉滑。

方药：瞿麦15克，银花15克，木通6克，车前子(包)15克，川楝子10克，白芍15克，乌药10克，元胡10克，土茯苓20克。

用法：每天1剂，水煎2次，分2次口服。

2. 针灸治疗

针灸可以治疗输卵管不通，主要分体针、灸法、耳针、皮内针和电针五类。

(1) 体针　①取穴：中极、关元、归来、子宫、三阴交。肝郁加行间、太冲；肾虚加肾俞；气虚加足三里。进针时大幅度捻转，边捻转边进针，腹部穴位针刺时针尖向下斜刺，进针后不提插，针深2～4寸，留针10～30分钟，隔天针1次。本法适用于输卵管阻塞性不孕；②取气海、血海、太冲、子宫、内关、气冲等为主穴。操作时用泻法，留针15～20分钟，隔天1次，3次为1个疗程。适用于输卵管阻塞性不孕症。

(2) 灸法　①通管散填脐灸法：先将食盐30克，麝香0.1克，单研为细末，分放待用，再将熟附子10克，川椒10克，王不留行15克，路路通10克，小茴香6克，乌药15克，元胡12克，桃仁10克，红花10克，川芎15克，五灵脂10克，混研细末备用。患者取仰卧位，用开水将面粉调成面条绕脐一周(内径1.2～2寸)，将食盐末填满脐略高1～2毫米，取黄豆大小艾柱置于盐上点燃灸之。灸7壮后去掉食盐，将麝香末纳入脐中，再将混合药末填满脐孔，上铺生姜片，姜片上置艾接点燃灸14壮。3天灸1次，7次为1个疗程。适用于输卵管阻塞性不孕症。②艾条灸：选用气海、关元、中极、归来、气冲为主穴。方法是在每个穴上滴少量盐蒜汁，将艾柱(黄豆大小)上，每穴每次施灸2～3壮，以局部稍红为度，适用于输卵管阻塞性不孕症。

(3) 耳针　取子宫、卵巢、脑点、肾为主穴，以肝、皮质下为备用穴。操作时先用75%乙醇消毒各耳穴，用毫针刺激，留针15～20分钟，每天或隔天1次，10次为1个疗程。也可以在耳穴埋针或用丸压法治疗。适用于输卵管不通性不孕症。

(4) 皮内针　取肾俞配关元，阳志室配中极，气海酡血海，三阴交配足三里。操作时，每次取1组穴，用皮内针平刺入皮肤0.5～1.2厘米，用小块胶布固定针柄，埋针时间为2～3天，7次为1个疗程，疗程间隔5～7天。注意点：局部常规消毒，严格无菌操作。适用于输卵管阻塞性不孕症。

(5) 电针　取中枢、八髎、血海、三阴交、曲骨、气冲等穴位，每次取3～4个穴位，针刺得气后，通电，使用连续中等刺激，每次治疗15～20分钟，隔天1次，14次为1个疗程。适用于输卵管阻塞性不孕症。

3. 外用法治疗

如果觉得针灸不适，中药太苦，可以考虑外用法治疗输卵管不通。主要是通过下腹两侧外敷药粉或药膏和中药灌肠两种外治方法。

(1) 通管毓麟膏　适用于输卵管阻塞性不孕症。

炒小茴香10克，炒干姜10克，元胡20克，当归60克，川芎40克，官桂20克，赤芍40克，炒五灵脂40克，生半夏20克，白芥子12克，鸡血藤60克，香附20克，桂枝20克，淫羊藿60克，川续断40克，菟丝子30克，香油2 500克。将以上药物用香油炸枯去渣，然后按每500克油兑入樟丹240克，即成油膏，待其温度至60～70℃时，再按每250克油膏兑入麝香4克，生蒲黄18克，没药12克，摊成膏药，每张约30克。

使用方法：下腹正中痛为主者，微火温化后贴中极穴：左下腹痛为主者，贴左侧归来穴；右下腹痛为主者，贴右侧归来穴；以腰痛为主者，贴命门穴；以腰骶痛为主者，贴腰阳关穴。一般1周换药1次，经前经期必须同样贴用。

(2) 消症散　适用于输卵管阻塞性不孕症。

千年健320克，羌活320克，独活320克，川椒320克，当归尾350克，乳香350克，没药350克，赤芍350克，白芷350克，五加皮350克，追地风350克，防风350克，血竭300克，红花300克，透骨草900克，艾叶900克。将以上诸药混研细末，每次取250克药末置于布袋内，蒸透后热敷小腹或两侧下腹，每天敷1次，每次为15～20分钟，每包药连续使用7天再更换。

(3) 热敷方　适用于输卵管阻塞性不孕症。

白花蛇舌草30克，皂角刺30克，透骨草15克，羌活15克，独活15克，乳香15克，没药15克，红花20克。分为2包，用纱布包时放入蒸锅内蒸半小时，取出敷双侧下腹，每天临睡前敷1小时(每包药可重复使用2～3次)。

(4) 敷脐消通膏　适用于输卵管阻塞性不孕症。

虎杖500克，石菖蒲500克，王不留行500克，刘寄奴50克，当归20克，穿山甲20克，肉苁蓉20克，生半夏10克，细辛10克，附子10克，生马钱子8

克。水煎3次后浓缩，再加乳香30克，没药30克，琥珀30克，肉桂12克，蟾蜍12克。使用时加白酒、蜂蜜各适量，麝香少许，风油精3～4滴，调匀成膏置于脐部，纱布外敷，胶布固定。然后用红外线灯(250安)照射20分钟(灯距30～40厘米)，每天用热水袋外敷脐部1～2小时，隔天换药1次，7次为1个疗程。

(5) 暖宫排卵散　适用于输卵管阻塞性不孕症。

赤芍150克，大黄20克，透骨草50克，桂枝50克，白芷40克，小茴香40克，川乌30克，吴茱萸30克。研末，放盆中，加白酒和醋各100克左右，浸透拌匀，装入布袋。入笼蒸透，取出用毛巾包裹后置小腹部热敷1小时，温度下降时可在药袋上放一热水袋加热，以小腹有微汗出为佳。每晚1次，每次用时可加酒、醋各适量。每袋药可用10天。

(6) 温通敷脐膏　适用于输卵管阻塞性不孕症。

山慈姑30克，王不留行50克，穿山甲20克，生附子15克，生马钱子10克，皂角刺15克，怀牛膝50克。将以上诸药研为细末，以桂氮酮作赋形剂制成膏药备用。将神阙穴常规消毒后，将脐膏填满脐孔，用双层消毒纱布固定，每隔3天更换药物1次。辅以神灯每天照射30分钟，20天为1个疗程。

最好采用体外受精这种辅助生育方法

专家指出，通过上述方法还是无法解决问题，最好采用体外受精这种辅助生育方法(即试管婴儿)。体外受精就是绕过输卵管，让卵子和精子在体外相遇、受精，发育成胚胎后再放入女方的子宫内。需要指出的是，体外受精有两种技术方式，有些人分别称为“第一代”和“第二代”试管婴儿。“第一代”试管婴儿又称常规试管婴儿，是指将患者的卵子和精子在培养皿内混合让卵子受精，然后将受精卵在体外培养所产生的胚胎移植到患者子宫内的技术。“第二代”试管婴儿是指通过卵胞浆内单精子注射让卵子受精的技术，仅适用于男方精子数量很少、活力很差或畸形比例很高，以及常规试管婴儿不能受精的情况。而只有女方输卵管堵塞的问题，男方精子正常或稍差的不孕不育症夫妻，是不需要也不应该进行“第二代”试管婴儿技术的。

温馨提示：卵巢缺氧也会导致不孕

久坐会造成气血循环障碍，造成女性卵巢缺氧，引起或加重痛经，诱发输卵管炎症、输卵管不通而不孕。

坐姿不佳也会让卵巢缺氧，造成不孕。长期坐姿不良，可能引起慢性附件炎症，并影响整个盆腔。特别是女性经期久坐、坐姿不良都有可能造成经血逆流，导致慢性盆腔充血、肿胀等。

习惯性流产知多少

不孕不育来势凶猛，习惯性流产的高发更让生育问题雪上加霜。据统计，习惯性流产患者比以往增加了近六成。习惯性流产让众多女性失去了为人母的权利，对于它的治疗几乎已经成为妇科医生的"主业"。

反复自然流产，深受流产之苦的女性不是个别现象。据最新统计数据显示，目前我国生育期女性中习惯性流产发生率占1%～5%。这些患者非常渴望有个健康的宝宝，她们可以怀孕，但是每次都在怀孕没多久，因为各种原因导致流产。生孩子的美好愿望就这样一次次的被残酷的现实所摧残。

30岁的梅女士怀孕3次都流产了。第1次妊娠在80天流产，她和家人都以为是自己不小心才没保住胎儿，等身体恢复就没事了。没想到第2次还是如此。经过近半年的治疗后第3次怀孕，开始情况很好，在妊娠49天时，B超检查可见胎芽和胎血管搏动，梅女士的小肚子和妊娠纹清晰可见。在妊娠63天时，做孕期检查，发现没有胎心搏动，接着就流产了。这对梅女士一家的打击很大。为什么会周而复始地出现流产？面对如此频繁的流产，我们该怎么办？

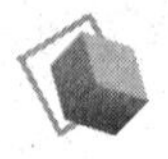

习惯性流产为何会成“习惯”

习惯性流产又称复发性流产，是指连续发生3次或3次以上自然流产者，妊娠在28周前终止，胎儿体重小于1 000克。习惯性流产是育龄女性的常见病，也是临床上较为棘手的不孕不育症。据专家介绍，习惯性流产的发病原因非常复杂，常见的主要有以下几种情况。

1. 子宫因素

(1) 子宫畸形　占到流产12%～15%。其中纵隔子宫最常见。

(2) 宫颈功能不全　宫颈功能不全占到流产3%～5%。

(3) 宫腔粘连　主要是由于人工流产清宫引起。14%～40%可以导致流产。

(4) 子宫肌瘤　子宫黏膜下肌瘤发生率较高。子宫内膜异位症：平均可以达到33%。子宫内膜异位患者常合并黄体功能不全，也可以导致流产比例增加。

2. 内分泌因素

(1) 黄体功能不全　高浓度孕酮可以阻止子宫收缩，使妊娠子宫保持相对静止状态。

(2) 孕酮分泌不足　可以引起妊娠蜕膜反应不良，影响孕卵着床和发育，导致流产。

(3) 多囊卵巢综合征　习惯性流产中流产发生率高达58%。

(4) 高催乳素血症　高催乳素可以直接抑制黄体颗粒细胞增生。

(5) 甲状腺疾病　有资料表明甲状腺自身抗体阳性使流产复发率增高。

3. 其他疾病

父母双方的染色体异常和胚胎染色体异常，目前医学上尚无有效治疗方法。精液异常可以直接或间接引起复发性流产，少精症和多精症发生率分别为37.6%和20%。畸形精子增加也可以引起复发性流产。

(1) 慢性消耗性疾病　结核、恶性肿瘤导致早期流产；高热导致子宫收缩；贫血和心脏病导致胎儿胎盘单位缺氧；慢性肾炎、高血压病可致胎盘发生梗死。

(2) 其他　营养不良，精神、心理作用，饮酒，吸烟，甚至吸毒都是导致流产的高危因素。

丈夫“献血”，妻子“保胎”

有些反复流产的患者总以为流产是自己黄体酮不足导致的，甚至有些基层医院的产科医生也都这样认为。因此一旦碰到习惯性流产的孕妇，都按照最常规的做法给孕妇注射黄体酮以增加孕激素。但事实证明，这种方法对部分流产的孕妇来说收效甚微。

据专家介绍，导致反复流产的原因，除了上面提到因素外，还有母体与胎儿之间的免疫因素。据统计，在引起习惯性流产的原因中，有50%～60%与免疫紊乱有关。

1. “封闭抗体”缺乏导致流产

从移植免疫学的角度来看，胎儿对母体来说是半个“异己”，母亲体内的免疫系统会自动清除它。但是，绝大多数女性却能继续正常妊娠至足月，其原因就是因为这些妊娠女性的体内会产生一种“封闭抗体”，这种抗体可以给胎儿筑起一道保护墙，使他们免受母亲免疫系统的攻击，从而顺利降生。当女性体内缺乏这种“封闭抗体”，胎儿就可能遭受母体免疫系统的排斥和攻击，最后导致流产。

2. 如何补充“封闭抗体”

对于那些经历过两次以上流产的女性，可以考虑是封闭抗体缺失的因素。要诊断这个问题，只要做一个封闭抗体检测即可。如果检验结果证实孕妇确实存在封闭抗体缺失的问题，那么就可以通过淋巴细胞注射进行主动免疫治疗。方法是抽取丈夫的血提取淋巴细胞给妻子进行注射，目的是使丈夫的抗原刺激妻子体内的免疫系统，产生针对丈夫抗原的抗体——其中就包含封闭抗体。通俗地说就是利用丈夫血液中含有的免疫物质来调整妻子体内相关的免疫能力。这种疗法也叫主动免疫治疗，它是人为地让妻子体内产生足够的抗保护性抗体，为胎儿的正常孕育创造条件。直至妻子的封闭抗体转为阳性以后才妊娠，胚胎就不会受到损害而流产。

3. 主动免疫治疗须注意什么

主动免疫治疗并非适合所有的习惯性流产患者，必须在查明原因后方可进行治疗。在接受治疗前需要具备一些前提条件，如夫妻染色体核型正常；夫妻身体健康，乙肝表面抗原阴性，肝功能正常，没有血液传染性疾病；妻子无生殖道畸形、没有妇科合并症、内分泌检查正常；妻子的自身抗体阴性，血清 IgG 抗体正常，HLA 抗体检验为阴性。治疗从孕前开始，3～4 次为一疗程，先计算好夫妻的最佳受孕時期，然后抽取丈夫 20～30 毫升血液，从中分离出免疫细胞注射给妻子，每 3 周注射一次，当妻子接受第 3 次注射后，夫妻就可以有目的地过性生活准备怀孕了；如获妊娠则再进行 1 个疗程治疗。严格地说，主动免疫治疗输注不是丈夫的全血，而仅仅是丈夫的淋巴细胞。此外，除丈夫献血外，还可使用供者的淋巴细胞。有资料认为，现孕女性的淋巴细胞效果更佳。同种免疫低下所致的习惯性流产，采用主动免疫疗法保胎的成功率在 85%以上。

黄体酮不是“万灵丹”

沈女士第一次怀孕就流产，接下来的半年时间，沈女士和老公好好休养，格外注意锻炼身体，烟酒不沾、不化妆、不熬夜，并在孕前就开始补充多种维生素，很快又怀孕了。可在怀孕40多天时阴道开始少量出血，医生诊断为先兆流产，建议黄体酮保胎治疗。2周后再去医院复查，结果却是胚胎停育。随后他们做了全面的检查，均正常。医生认为是小两口过度紧张导致孕期内分泌失调而诱发流产，可以尝试再次怀孕，建议一怀孕就卧床休息并打保胎针。惴惴不安中，沈女士又开始怀孕，然而怀孕50天左右，阴道再次出血，B超显示，空孕囊，无胚芽。经过辗转多家医院检查，终于发现，沈女士血液里的抗β_2－GPI抗体连续呈阳性，并且滴度较高。最后被诊断为：自身免疫型流产，由抗磷脂抗体综合征（APS）引起。

由沈女士的例子可知，并不是所有的流产都非得补充黄体酮，有习惯性流产病史的患者，在孕前最好要接受全面的流产病因筛查。针对不同的病因给予个体化的处理方案，才是习惯性流产诊断和治疗的基本准则。患者之所以在以前的检查中未发现异常，主要是因为既往化验只测定了抗心磷脂抗体（ACA），没有测定其他类型的抗磷脂抗体。抗磷脂抗体综合征为自身免疫性疾病，它导致流产的病理生理变化主要是影响凝血功能，引起蜕膜血管病变和胎盘血栓形成和梗死，从而使胚胎缺血死亡而流产。

“流产”不只是女人的错

季小姐和老公都是单传，家里的老人都希望小两口赶快要个孩子。季小姐也很争气，婚后不久就如愿地怀上了孩子。然而没多久，孩子自然流产了。让季小姐没想到的是，第2、第3胎也都没能保住。家里人责怪季小姐太娇气，有了孩子也留不住，肯定是习惯性流产。无奈之下，季小姐只好到医院进行全面检查，结果让季小姐一家大吃一惊。医生指出，季小姐之所以频频流产，问题不在她，而是出在她丈夫身上。无辜的季小姐成了“替罪羔羊”。

提起流产，人们往往会本能地想到这是女人的事情，似乎与男人无关。其实不然，在一些医生眼里，有一批男性被称作“流产男人”。“流产男人”的精子因为电脑辐射、吸烟或精索静脉曲张等疾病导致精子DNA受损，成为配偶受孕后容易出现胚胎停止发育而流产的重要原因。那么，哪些因素让男性沦为了不幸的“流产男人”？

1. 染色体、精子异常

精子为胚胎提供了50%的基因，除了受孕功能，精子的基因所起的作用贯穿胚胎发育的整个过程。受孕功能属于精子的早期效应，而在胚胎发育也就是女性怀孕过程中所起的作用，属于精子的晚期效应。而如果精子的遗传物质DNA发生损伤，可以不影响精子受孕功能，即精子可以与卵子相遇并结合，女性同样会正常怀孕，但到了怀孕的中晚期，精子DNA晚期效应不正常，会导致胚胎发育停滞，而出现流产现象。

2. 年龄因素

成年男性随着年龄的增加，生育能力也逐步下降。老龄男性中可出现睾丸组织渐萎缩、精子日生成量减少、睾丸生殖组织形态学的改变及细胞突变或异倍体增加，以致精子质量降低(特别是活动力)、受孕率降低、流产率增加、子代常染色体区域显性遗传疾病增加及胎儿死亡率增加。年龄造成流产与精子质量，特别是精子活力下降及畸形率有关。

血型不合是否是胎儿的“隐形杀手”

母婴血型不合是引起习惯性流产的一种原因。母儿血型不合，主要有ABO型和Rh型两大类。

如果丈夫是Rh阳性，孕妇是Rh阴性，就有Rh血型不合的可能。分娩可使妈妈对胎儿的血液产生抗体。初次怀孕对胎儿影响不大，分娩次数越多，胎儿、新生儿发病的可能性越大，因此，常在第2胎以后发病。

如果丈夫为A型、B型或AB型，孕妇为O型，就有ABO血型不合的可能。但是不应将此抬到很高的高度，从而盲目地反复检查抗体，甚至是服用中药等都是不科学的。

因此，专家建议，一切检查和治疗必须建立在科学的基础上，多咨询专家，以接受最适合自己的检查和治疗。

染色体异常的夫妻也有生育的可能

柴女士，结婚4年，至今没有孩子。

我与老公都已经快30岁了，怀孕3次都是自然流产。3次B超显示胚胎发育时间与怀孕时间不符，后来检查老公染色体平衡易位。祸不单行，

2010 年 7 月份检查左侧卵巢有一畸胎瘤 4.1 厘米×3.1 厘米，良性的。因为害怕畸胎瘤长大会影响怀孕，我们想尽快怀孕。可是终究还是避免不了流产的悲惨结局。记得最后一次怀孕曾在第 32 天检查 β－HCG、雌孕激素水平正常，后吃黄体酮卧床保胎，但怀孕 60 天在市妇幼保健院 B 超显示胚胎发育 1.9 厘米×1.9 厘米×0.7 厘米，无胎心，大夫劝我做流产，这个孩子保不住了。可是我真想生一个小孩，难道染色体平衡易位就真的无法生孩子了吗？

染色体平衡易位的患者可以是男方，也可以是女方。“染色体平衡易位”在普通人群发生率为 1.9%，染色体平衡易位患者也有可能生育，但是概率很低，而且流产和生畸形儿的可能性极高，生出健康儿的比例不足 1/3。

当某一条染色体上有一段“搬”到另一段染色体上，或某号染色体的一小段与另一号染色体的一小段发生位置交换，就称为染色体平衡易位。

这种易位造成了染色体遗传物质的“内部搬家”。但就一个细胞而言，染色体的总数未变，所含基因也并未缺少，所以这种人不会表现出不正常的症状。外貌、智力都是正常的，发育上也没有任何缺陷，他们只是易位染色体的携带者。受精时，如果染色体平衡易位患者提供的染色体都是正常的，则胚胎就正常，发育成一个健康的孩子。如果其提供的染色体中有 2 条或 1 条是异常的，则形成的胚胎有染色体平衡易位，会出现流产、胎死宫内、畸形儿等。

面对习惯性流产不能坐视不管

据最新统计数据显示：目前我国生育期女性中 1 次自然流产发生率占 11%～14%，2 次或 2 次以上自然流产的发生率占 5%以上，习惯性流产发生率占 1%～5%。有 1 次自然流产史，再次流产发生率为 13%～17%；有 2 次自然流产史，再次流产发生率约为 38%；有 3 次自然流产史，再次流产发生率为 70%～80%。因此有流产史的患者，再次怀孕需要谨慎，防止再次流产。

根据最新国际国内的统计数据显示，病因明确的习惯性流产的治愈率可高达 80%以上。所以专家建议患有习惯性流产的女性在 2 次流产后、下次妊娠前，应与丈夫一起到医院进行详细的孕前检查，找出病因，然后针对病因进行治疗。因黄体功能不全、甲状腺功能减退等疾病引起的可给予药物治疗;因子宫畸形、子宫肌瘤、宫腔黏连引起的可进行手术治疗;因免疫因素引起的可采用淋巴细胞毒免疫技术治疗。如夫妻一方有染色体异常,胎儿发生染色体异常的可能性极大,即使妊娠后不发生流产,娩出之胎儿畸形发生率也比较高,因此治疗习惯性流产一定要有针对性进行。

如何成功度过流产关

张先生,今年37岁,十几年来,他一直有一块心病,那就是自己结过两次婚,却一直没有孩子。“前妻先后怀了两个孩子,可都流产了。”张先生说,他认为流产是妻子的问题,可是又查不出异常。因为没有孩子,夫妻俩经常互相埋怨,结局自然是不欢而散。之后,张先生再次结婚,可他没想到,第二任妻子出现了同样的情况:先后怀过两胎,结果都因为胚胎停育自然流产了。其实当出现习惯性流产时,除了要积极去医院接受治疗,在平时的生活中也要格外注意,尽量避免再次流产。那么,在生活中,习惯性流产的患者该注意什么呢?

1. 养成良好的生活习惯

如早晨多吸新鲜空气,并参加适当的活动,每日保证睡够8小时,可以午睡,但睡眠不宜过多。最好养成定时大便的习惯,保证大便通畅,但避免依赖泻药。

2. 注意个人卫生

多换衣,勤洗澡,不宜使用盆浴、游泳;要注意阴部清洁,防止病菌感染;衣着应宽大,腰带不宜束紧;平时应穿平底鞋。

3. 饮食方面

应选食富含各种维生素及微量元素的食品,如各种蔬菜、水果、豆类、蛋类、肉类等。胃肠虚寒者,慎食性味寒凉食品,如绿豆、白木耳、莲子等;体质阴虚火旺者慎食羊肉、狗肉、龙眼等易上火之品。

4. 保持心情舒畅

有些研究认为,自然习惯性流产是因为孕妇中枢神经兴奋亢进所致。实验研究证明,神经系统的功能状态对习惯性流产起着决定性的作用。因此妊娠期精神要舒畅,避免各种刺激,采用多种方法消除紧张、烦闷、恐惧心理，以调和情志。

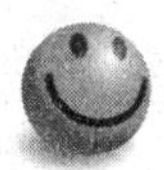

温馨提示：把异位妊娠造成的不幸降到最低点

虽然异位妊娠的发生在很大程度上是不受人为控制的，但是如何做到及早发现和及时治疗异位妊娠非常重要。我们可以做的有以下3点。

1）就月经正常的女性来说，一旦月经过期不至，就应该到医院做尿液检查和B超的检查，确定是否怀孕和孕囊是否在宫腔内。

2）短暂停经后出现不规则流血，量少，点滴状，色暗红或深褐色，很多人会认为这是正常的月经，但这很有可能就是异位妊娠发生的信号。由于异位妊娠导致维持内膜生长的激素量不够，发生了阴道流血，极容易和月经混淆。如果没有引起重视，病情发展下去是很危险的。所以当发现月经时间、颜色和月经量有突然改变时，要高度怀疑异位妊娠的可能。

3）育龄女性出现下腹隐痛或突感剧痛，应立刻到医院检查，因为这很有可能是增大的胚胎在输卵管内膨胀、流产或已经导致输卵管破裂。情况十分严重，可能需要紧急手术治疗。

专家指出，对于异位妊娠一定要引起重视，并做好正规的检查。保护好自己和家人的身体，把异位妊娠造成的不幸降到最低点。

辅助生殖技术

临床统计，不孕不育症患者中约 20% 的夫妻不借助辅助生殖技术根本无法生儿育女。辅助生殖技术的直接效应就是使不孕不育夫妻实现妊娠生子的愿望，让不孕不育引发的问题迎刃而解。

常女士,30岁,未孕。不孕的原因是输卵管不通,手术复通后因为害怕宫外孕,所以要做试管婴儿。让她伤心的是,1年前移植胚胎失败了。她这一次想再做一次尝试,移植自己的冷冻胚胎。她结婚5年,以前因为丈夫忙,聚少离多,没有考虑要孩子。26岁那年,急性盆腔炎发作,妇科、内科都看了,因为没有确诊,治疗延误了,转成慢性,造成不孕。她说,我育儿书买了一大堆,好想抱小孩。一到过年过节,看到别人一家三口回家看望父母,心里都酸酸的。每次看到别人成功做了母亲就特别羡慕。

辅助生殖技术在临床上的应用并不少,它不仅能帮助无法生儿育女的父母成功受孕,还能遏止遗传病的传递,是实现优生的重要手段。有遗传缺陷的育龄夫妇,不论是否患有不孕不育症都可采用辅助生殖技术的供精、供卵、供胚或胚胎移植前遗传学诊断等方法,切断导致遗传病发生的有缺陷基因与异常染色体的后代传递,保证生育出健康的婴儿。

辅助生殖技术包括人工授精(AI)和体外受精-胚胎移植(IVF-ET)及其衍生技术两大类。试管婴儿就是使用该技术的体外受精-胚胎移植方法生育的婴儿。世界首例试管婴儿的诞生被誉为继心脏移植成功后20世纪医学界的又一奇迹,激发了全球许多国家研究这一高新技术的热潮。

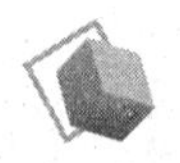

人工授精(AI)

人工授精,就是将精子或卵子取出体外,经过处理或培养成胚胎后,再植入人体内。人工授精主要用于由男性原因造成的不育,如严重的尿道下裂、逆行射精、勃起障碍、无精症、少精症、弱精症、精液不液化症。有些女性方面造成的不孕也能采用人工授精,如阴道痉挛、宫颈细小、宫颈黏液异常、性生活后试验欠佳等。另外,有一些特殊情况,如免疫学原因的不孕,夫妻双方均是同一种常染色体隐性遗传病的杂合体或男性患常染色体显性遗传病,也可用人工授精的方法。

1. 人工授精的精液来源

袁女士结婚多年未孕，夫妻去医院检查，结果发现丈夫患有无精症。袁女士很绝望，没有精子怎么可能会有宝宝？就算采用辅助生殖技术也是需要精子的啊！是不是袁女士真的就不可能拥有自己的小孩了呢？如果采取人工授精生孩子，精液从何而来？

(1) 原配丈夫的精液　主要是丈夫精液中精子数量少，需多次收集精液，冷冻保藏，累积到相当数量后一次注入妻子的生殖道。对于“逆行射精”的患者，用特殊的方法收集精液，给妻子作人工授精，也有生育可能。

(2) 供者精液　主要是丈夫患无精症或患有遗传病不宜直接生育，只能用志愿者提供的精液进行人工授精。针对袁女士的情况，就可以使用这种方法，接受志愿者的精液，生一个属于自己的小孩。

(3) 混合精液　供者精液与原配丈夫精液混合在一起。主要用于患少精症的丈夫。由于有原配丈夫精液，可以在夫妻的心理上有所安慰。不过，我国各大医院均不开展混合精液人工授精。

(4) 精子悬液　将精子标本特殊处理，使之体积减小，活动精子数量增高，炎症细胞、抗精抗体等抑制生育力物质以及前列腺素含量下降，以适合特殊授精需要。

2. 人工授精的分类

根据精液来源不同，人工授精分为夫精人工授精和供精人工授精。实施供精人工授精时，供精者需选择身体健康，智力发育较好，无遗传病家族史的青壮年，还须排除染色体变异、乙肝、丙肝、淋病、梅毒，尤其是艾滋病。血型要与受者丈夫相同，供精精子应冷冻6个月，复查艾滋病阴性方可使用。因艾滋病的感染有6个月左右的潜伏期，此时诊断不易确定，所以供精精子一般应从精子库获取。

实施人工授精，受精前精子须进行优选诱导获能处理。这样有助于去除含有抑制和影响受精成分的精浆，激活诱导精子获能。授精时间应根据术前对女方的排卵检测，选在排卵前48小时至排卵后12小时之间进行。授精部位一般是将精子注入宫颈，或在严格无菌措施下注入宫腔。

3. 人工授精适应证

夫精人工授精适应证如下。

(1) 男方因素

1) 精液异常(一般至少做两次精液分析)。

2) 精神因素,如阳痿、早泄、不射精。

3) 存在阻碍正常性生活时精子进入阴道的解剖异常因素:如严重尿道下裂,逆行射精。

(2) 女方因素　女性因宫颈黏液分泌异常、生殖道畸形及心理因素导致不能正常性生活等。

(3) 免疫因素　由于抗精子抗体、抗子宫内膜抗体、抗卵子抗体等各类免疫因素所致不孕症。

(4) 不明原因性不孕　男女双方经常规的不孕不育临床检查均未发现异常且符合以下条件者为不明原因不孕不育。

1) 女方有规律的排卵周期。

2) 性生活后试验阳性。

3) 两次精液分析正常,免疫珠试验或混合抗球蛋白反应试验(MAR)阴性。

4) 腹腔镜检查盆腔正常,无输卵管粘连及阻塞。

供精人工授精适应证如下。

1) 不可逆的无精症、严重的少精症、弱精症和畸精症。

2) 输精管复通失败。

3) 射精障碍。

4) 男方和(或)家族有不宜生育的严重遗传性疾病。

5) 母儿血型不合,不能得到存活新生儿。

4. 人工授精时间的确定

提高人工授精成功率的关键之一是选择准确的排卵授精时间:排卵前48小时至排卵后12小时内人工授精最容易成功。常用的方法如下。

(1) 基础体温(BBT)测定　即机体在静止状态下的体温。将月经周期每日测量的基础体温记录,画成曲线,进行观察。卵泡期基础体温较低,排卵日最低,排卵后至下次月经前1~2天,或月经当天,体温恢复正常。

(2) 宫颈黏液检查　排卵时,宫颈黏液稀薄透明,黏液丝可拉长达10厘米以上。排卵后宫颈黏液变得浑浊、黏稠,拉丝度降低。排卵前宫颈黏液涂片可见羊齿样结晶。

(3) 激素测定预测排卵　排卵前的黄体生成素峰值可预测排卵时间。

(4) B超检查　B超监测卵泡的发育和子宫内膜厚度。

5. 人工授精的注意事项

近年,不少不孕不育症夫妻借助这种手术生育小孩,但是手术成功如愿有了小孩的家庭,也出现了几家欢喜几家愁的情况。那么人工授精得注意些什么呢?

1) 如果女方有全身性疾病或传染病,严重生殖器官发育不全或畸形,或者有子宫糜烂的情况不能接受人工授精。

2) 人工授精,如果使用了他人的精子,会涉及很多社会和医学问题。医务人员要明确告知患者,使患者选择的权利在伦理学上得到尊重。同时,实施人工授精机构必须从持有《人类精子库批准证书》单位获得精源,严禁私自采精。卫生部规定每一位供精者的冷冻精液最多只能使5名女性受孕,这一规定防止了供精者的精液使得很多女性受孕,以力图减少后代近亲婚配的可能性。因此即使一个男人再强壮,也不论他的动机再好,也不能多次捐精。一些非法医疗机构为了赢利而无规范的采集和使用供精,将会造成严重的社会问题。因此,做供精人工授精一定要选择正规医院的生殖医学中心。

体外受精-胚胎移植(IVF－ET)

该技术是将从母体取出的卵子置于培养皿内,加入经优选诱导处理的精子,使精卵在体外受精,并发育成前期胚胎后移植回母体子宫内,经妊娠后分娩婴儿。由于胚胎最初两天在试管内发育,所以又叫试管婴儿技术。

我国的第一个体外受精婴儿于1988年初出生,发育正常,身体健康。婴儿的父母因精液质量偏低兼输卵管-腹膜问题在医院接受体外受精-胚胎移植治疗,在第4个周期的治疗时,成功怀上这个婴儿。当时婴儿的母亲35岁,抽了3颗卵子,其中2颗正常受精并发育,移植了这两个胚胎后成孕。

1. 体外受精-胚胎移植的适应证

体外受精-胚胎移植是目前临床上普遍运用的助孕技术,经过30年的探索与发展,技术逐步完善和成熟。那么体外受精-胚胎移植的适应证是什么呢?

1）输卵管因素不孕患者。如输卵管阻塞或解剖功能异常、输卵管结扎后、因宫外孕双侧输卵管切除患者等。

2）子宫内膜异位伴盆腔内粘连或输卵管异常，使精子在盆腔内被巨噬细胞吞噬。

3）男性轻度少精、弱精症。

4）免疫性不育、抗精子抗体阳性。

5）原因不明的不育。

6）顽固性多囊卵巢综合征经反复促排卵助孕失败。

2. 体外受精-胚胎移植治疗过程的饮食起居

接受体外受精-胚胎移植治疗时，患者治疗过程中的饮食起居千万不容忽视。

整个体外受精-胚胎移植过程都为门诊治疗，通常无大的不适。由于针剂的作用，可能会产生乳房和下腹胀，黏性白带增多，困倦、恶心等轻微不适。取卵时有轻微疼痛，取卵后注意静卧，勿做剧烈活动。3 天后移植胚胎，术前勿饮大量的水，以免放置胚胎后，频繁的起床排尿。移植后不要剧烈活动，应多休息，但无须绝对卧床休息，避免性生活。患者能否上班应根据自己的身体情况和工作性质决定，每天可进行短时间的轻松的户外活动，可洗头冲凉，于移植后第 14 天验尿。大部分患者会没有特殊感觉，个别卵多者会感觉下腹胀、恶心、胃痛，甚至呼吸困难、咳嗽，如严重须回院诊治。整个体外受精-胚胎移植治疗过程可适当增加进食富含蛋白质及维生素类食物，不需特别进补，胚胎移植后几天内，有的患者会出现腹胀，恶心，食欲很差，这时应按“少吃多餐”原则，总之，每天的营养供给一定要得到保证，不能严重减少食物的摄入量。患者千万不要服用其他药物或凉茶，如确需使用其他药物，最好先咨询医生的意见。

3. 给予患者适当的心理辅导

门诊中常听到部分失败患者倾诉，在取卵手术前及移植手术后彻夜难眠，太多的顾虑和担心使自己紧张，不能入睡。

神经内分泌学的研究证实，长期忧虑、抑郁或恐惧不安等不良精神心理因素的刺激，可通过神经传入大脑，影响大脑丘脑和垂体功能，阻碍性腺激素的分泌，抑制卵巢的排卵，同时，情绪因素也能引起输卵管痉挛性收缩，阻碍精子和卵子相遇不能结合；宫颈黏液分泌异常，使精子不能通过宫腔，而难以受孕。

不孕门诊医生在患者进入辅助生育技术周期治疗过程中可针对性的对心理负担过重的患者给予心理辅导。患者可以通过阅读书籍、杂志或与朋友交流，倾诉宣泄自己的压抑情感，甚至可以通过大哭来宣泄自己的情绪。

4. 体外受精-胚胎移植治疗最常见并发症

在取卵后1周左右，有个别患者会出现以下症状：在临床上会表现为腹胀、腹水（甚至胸腔积液）、卵巢增大、胃肠道不适、少尿等，称为卵巢过度刺激综合征，一旦妊娠，该症状会持续2个多月才逐渐消除，这种患者术后禁止使用HCG安胎，并要密切和医生联系。该现象多见于多囊卵巢患者以及一些对药物敏感者，这种人会有几十个卵泡同时发育。

卵巢过度刺激症是行试管婴儿过程中最常见并发症。轻度的卵巢过度刺激综合征可以不用特殊处理，患者不要担心；如是重度的卵巢过度刺激综合征则需留院观察及处理。一般来说，卵巢过度刺激综合征的患者可以正常饮食，腹胀的患者以少食多餐为好，以低糖易消化易吸收食物为主。另外，患者应避免过度疲累、过强运动；不要腹部受压及撞伤。专家介绍，绝大多数患者经过积极的心理调整和一般的临床处理均可以安全渡过。

另外，取卵时穿刺针须穿过阴道、阴道与卵巢间组织、卵巢，如果操作不当，可引起阴道穹损伤；如果穿刺针不慎损伤阴道部血管，还可导致阴道部出血不止，这时须在阴道填塞纱布压迫止血，观察2～4小时后取出。部分患者盆腔内器官解剖位置有变异时，易伤及邻近的肠管、膀胱、子宫、输卵管及血管等，从而导致大出血，严重者危及生命。

感染则是另一并发症，如穿刺局部感染、盆腔炎、腹膜炎等。

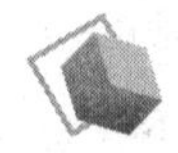

辅助生殖技术实施过程中患者需要了解的常识问题

1. 体外受精-胚胎移植的成功率和费用是多少

体外受精-胚胎移植的成功率是大家都十分关心的问题。“体外受精-胚胎移植”虽不是每个周期都能成功的，但是随着技术的不断成熟，成功率也在不断提高。国际上体外受精-胚胎移植的成功率在30%～50%，国内整体上的成功率相比会低一些，但少量技术成熟而又十分规范的中心，成功率还会高于30%。

决定"体外受精-胚胎移植"的成功率高低的因素很多很复杂，大多数因素是居于生殖中心的技术水平和认真负责程度，而对于患者本身来讲，最重要的是女方年龄。

接受体外受精-胚胎移植手术的治疗花费相对比较大，药品进口价格昂贵，每个周期需花费药费及手术费用2万～3万元。患者决定进行这项治疗时，除了要理解治疗结局，还要做好充分的经济准备。因为50%左右患者可能花费时间和金钱后并不能得到患者所想要的结果。

2. 常规体外受精-胚胎移植适合哪些夫妻

郝女士结婚8年了，一直未能怀孕。夫妻俩做梦都想有一个美丽健康的宝宝。经过检查以后发现，郝女士对老公的精子会产生免疫反应，曾经也采取过安全套避孕疗法治疗，但是仍没有什么效果。郝女士听人说，他们这样的情况可以尝试进行一下试管婴儿。那么符合什么条件才能做体外受精-胚胎移植呢？

做体外受精-胚胎移植的夫妻必须是身心健康，没有遗传性疾病，女方年龄不超过40岁，男方年龄不超过55岁，这样才是遵循优生优育的原则。体外受精-胚胎移植的适应证：①双侧输卵管不通是做体外受精-胚胎移植的绝对适应证；②免疫性不孕症，由于精液经过洗涤，体外受精，避免了免疫因素的影响；③男性因素引起的不孕症；④不明原因的女性不孕，也就是没有找到任何明显的病因，同时经其他治疗无效者；⑤盆腔子宫内膜异位症，反复促排卵治疗失败；⑥顽固性多囊卵巢综合征，经反复促排卵治疗无效。

3. 做"体外受精-胚胎移植"时，丈夫需要做什么准备

很多人都觉得做"体外受精-胚胎移植"是女人的事，跟丈夫没什么关系。其实丈夫的某些行为对"体外受精-胚胎移植"的成功与否起着至关重要的作用。在准备做试管婴儿前数月，丈夫应戒烟戒酒，保持生活有规律，如有生殖系统炎症需积极治疗。进入治疗周期后，一般在患者月经来潮第8天，其丈夫需排精一次，送实验室检查，然后禁欲，直至取卵日。精液在体内存留时间过长或过短均会影响精子质量。女性不孕患者取出卵子后男方即可采集精液。首先用清水洗净双手、阴茎、外阴等，用消毒毛巾或纱布擦干，然后留取精液，注意所给玻璃小杯为无菌消毒过，留取时不要触摸缘及杯

内。如果采精困难，请告诉医生，无法采集者则不能做体外受精-胚胎移植。最好应在进入治疗周期前先练习采集精液，以免临时因过度紧张而导致取精失败。目前，卵子冷冻技术尚未过关，想要在临床应用还需要一段时间，因此如果取精失败将很可能导致无法做体外受精-胚胎移植。

4. 体外受精-胚胎移植能决定胎儿性别吗

重男轻女的思想在一些人，尤其是一些偏远地区的人的脑海中早已根深蒂固，所以很多患者在接受体外受精-胚胎移植时都会好奇地问医生："体外受精-胚胎移植能选择性别吗?"其实，目前法律是禁止在辅助生育技术中给胎儿进行性别选择的，人为的选择性别违背自然选择规律，破坏生态平衡，是法律所禁止的。

5. 体外受精-胚胎移植可能出现哪些结局

体外受精-胚胎移植开展至今，周期成功率从最初的2.94%提高到目前的30%～50%，但目前分娩率仍低于50%，大部分以失败告终。那么体外受精-胚胎移植可能会出现哪些结局呢?

(1) 失败　体外受精-胚胎移植周期超过半数的患者失败，表现在体外受精-胚胎移植的各个环节。在促排卵过程中卵巢反应不良，无或少卵泡发育而取消周期、取卵时未获取卵子、卵子成熟障碍、不受精、受精卵不分裂、无胚胎移植、胚胎种植失败等。

(2) 单胎妊娠　目前在妊娠患者中60%左右为单胎妊娠，90%以上单胎妊娠可顺利分娩。单胎妊娠患者应加强孕期保健，合理膳食，多补充维生素等，做好孕期检查，避免早产。

(3) 多胎妊娠　30%以上辅助生殖技术妊娠为双胎或多胎，其中双胎妊娠更为常见。51%辅助生育技术出生的婴儿为多胎儿，是自然妊娠的15～20倍。

(4) 流产　常规体外受精-胚胎移植后流产率为10%～20%，各家报道差异很大，可能部分作者把生化妊娠也归于流产之列。

(5) 异位妊娠　世界上体外受精-胚胎移植获得的第1例妊娠即为异位妊娠。体外受精-胚胎移植后的异位妊娠率为1%～5%，较自然周期高2倍以上。

(6) 早产　临床统计发现，单胎妊娠早产发生率为15%左右，双胎妊娠早产发生率为75%。预防早产，尽量降低多胎妊娠比例，加强孕期营养，定期做产前检查，以便及时发现异常，及时处理。

(7) 畸形及发育异常　大量随访调查表明，大多数体外受精-胚胎移植后的婴儿是健康的。但是神经系统功能障碍或受损、智力发育异常高于普通人群，可能与早产儿出生比例，出生时耐受缺氧能力差，缺血缺氧性脑病有关。

6. 中医药在辅助生育技术中的运用

辅助生育技术，因其成功率始终徘徊在30%～50%，以致许多病例屡次实施都以失败告终。而中医药可以解决部分现代辅助生殖技术尚且无法解决的难题，如卵巢早衰、子宫内膜过薄、胚胎不着床、反复流产等。研究发现，各种促排卵西药对卵子发育、性激素分泌均有不同程度的不良影响，可直接或经过影响内源激素平衡干扰子宫内膜的正常发育和与胚胎发育的同步性，从而降低子宫内膜的可容受性。一般认为，提高妊娠率的关键是诱导排卵方案的选择。而中西医结合诱导排卵能够发挥中药整体调节的优势，提高排卵细胞质量和卵裂能力，同时可改善生殖内分泌环境，使子宫内膜雌、孕激素受体发挥正常功能，与激素水平同步，避免了种植前内膜发育延迟。

另外，促排卵是体外受精-胚胎移植最重要的环节，其目的是增强与改善现存的卵巢功能，获取多个健康的卵子，尽可能使卵巢与子宫内膜的功能处于良好状态，以便同时与妊娠发生和妊娠维持相适应。如果单纯以西医西药促排卵，大剂量的外源性促性腺激素，虽然能诱发多卵泡发育和成熟，但常常出现治疗周期激素环境异常、子宫内膜发育不良、卵泡发育不同步等情况。通过临床观察，中药用于体外受精-胚胎移植能促进卵泡发育，提高卵子及胚胎的质量，优化子宫内膜，促进孕卵着床，进而提高妊娠率，值得临床推广使用。

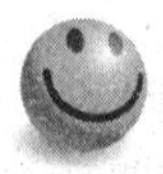

温馨提示：找出不孕不育症原因必须到医院检查

很多婚后一直没有生育，曾多方求医的患者，会发现不孕不育的检查手段繁多，很麻烦。那么，是不是治疗不孕不育症就必须每一项检查都要做呢?

针对这个问题,专家的回答是,引起不孕不育症的原因很多且错综复杂,而针对病因采取相应的治疗又是不孕不育症的治疗原则。所以,患者来院后必须按照一定的顺序做一系列的检查。首先询问病史、体格检查是必不可少的,有很多像外生殖器畸形等疾病通过体格检查就可明确病因。另外,根据患者病史及医生的临床经验,医生会选择有针对性的检查方法,一一排除可能会导致不孕不育症的病因,从而明确不能生育的真正原因,此时治疗手段也就应运而生了。对于男性、女性患者这一原则都是相同的。所以,对于患者来说,并不是所有的检查都必须做的。